EL SÍNDROME XXL

Obesidad, diabetes, accidentes cardiovasculares: el potasio puede cambiarlo todo

Dr. Max Rombi

Editions Alpen

Alpen Éditions
Pastor Center
7, rue du Gabian
98000 Monaco

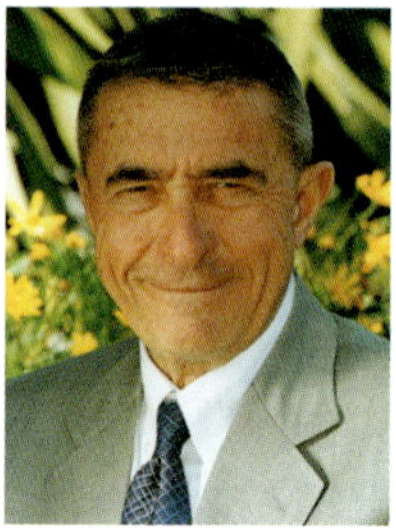

En 1956, el Dr. MAX ROMBI se graduó como veterinario cirujano en Toulouse.

Después de estudiar bioquímica y farmacología trabajó en Investigación y Desarrollo en la industria farmacéutica.
Posteriormente (1967) se convirtió en empresario creando la Compañía Veterinaria Virbac.
Más tarde, en 1980, fundó los laboratorios Arkopharma que, desde entonces, se han convertido en los líderes mundiales en fitoterapia. Las Arkocapsulas gozan de un éxito que se ha difundido por todo el mundo.
El Dr. Rombi es una persona comprometida con sus ideas que desde siempre ha apostado por una medicina para la salud, no para la enfermedad. Así es como, tras dedicar toda una vida a la investigación en el campo de la fitoterapia y la nutriterapia, actualmente dedica una parte importante de su esfuerzo a la divulgación de sus conocimientos.
Este libro, dedicado íntegramente al potasio, es el fruto de un gran esfuerzo de investigación y de revisión de los últimos estudios sobre este mineral, en general olvidado y que sin embargo, abre nuevos campos en el enfoque de numerosas dolencias presentes en la sociedad moderna.
Su contenido sin duda va a revolucionar el mundo de la medicina.

Pastor Center
7, rue du Gabian. 98.000 Monaco
Impreso en España por Villena Artes Gráficas
ISBN: 2-914923-70-8
D.L.: M-30801-2005

Unas palabras del autor

Inicialmente habíamos pensado titular a este libro **"Potasio, el mineral olvidado"**.

Luego, pensamos llamarlo **"potasio, el mineral rechazado"**, *ya que, por ejemplo, nunca aparece en las listas de CDR (cantidad diaria recomendada), en las que aparece el calcio, el magnesio, el cinc, el selenio, el cloruro sódico (sal), pero nunca el potasio, como si éste fuera poco importante e innecesario.*

Sí, realmente, el potasio es un mineral rechazado.

Sin embargo, el potasio es el mineral más abundante en nuestro cuerpo (cerca de 140 g).
Es más abundante que el calcio o el fósforo, que constituyen los huesos, y que el sodio, que está presente en la sangre y la linfa.

El potasio es un mineral sumamente importante para el cuerpo. Es el encargado de controlar el equilibrio del contenido de minerales en las células. Sin este control no habría vida. El potasio compite con el sodio, ese mineral dominante usado en cantidades excesivas en nuestro mundo moderno y que es la causa de un síndrome que origina muchas enfermedades. Son tantas estas enfermedades y abarcan un espectro tan amplio, que hemos decidido agruparlas bajo el nombre de síndrome XXL, que es el título definitivo de este libro.

No debemos olvidarnos nunca del potasio.

NOTA:

La información contenida en este libro no puede reemplazar una opinión autorizada. Antes de automedicarse consulte con su médico o con un farmacéutico.

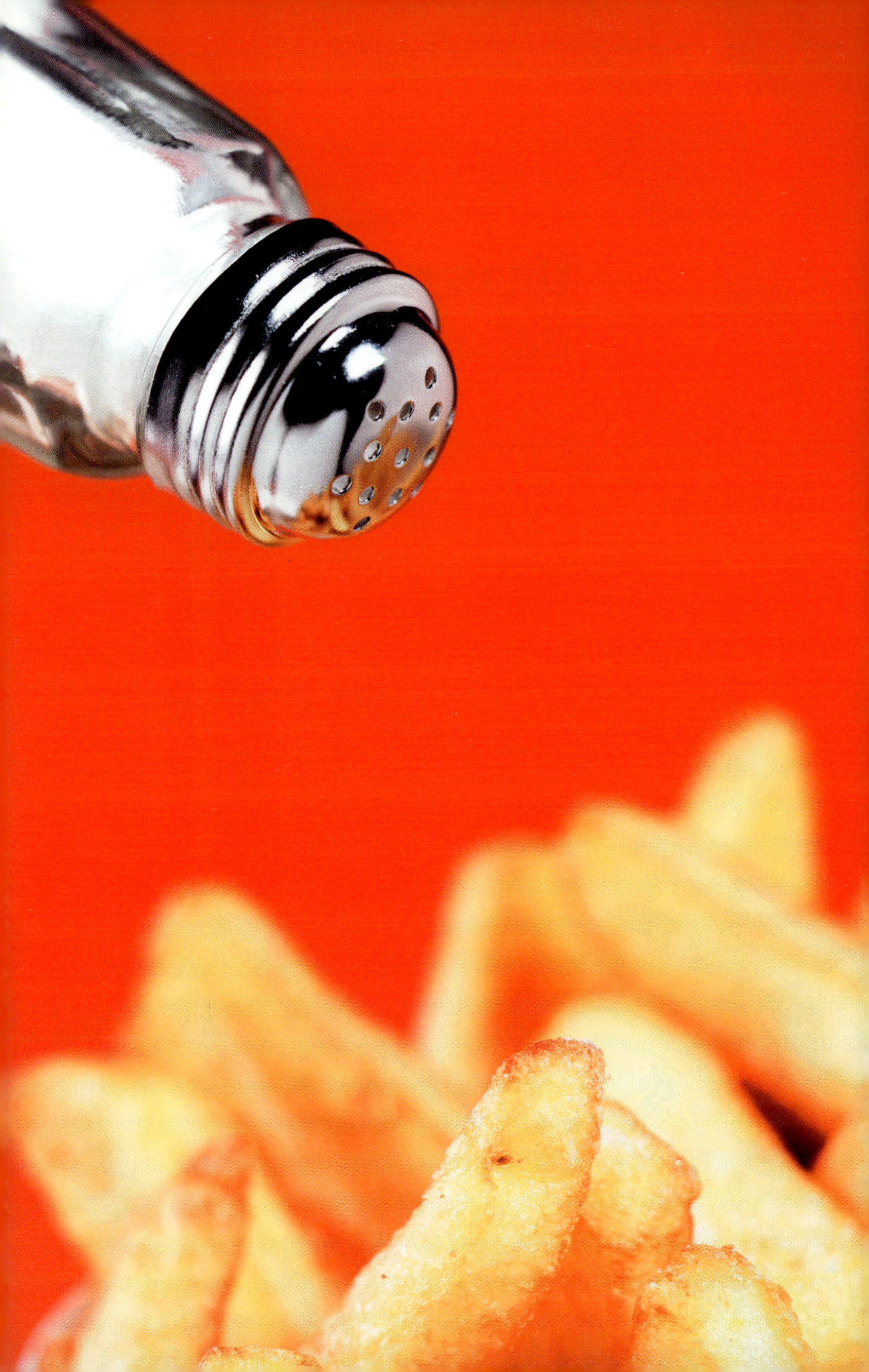

Introducción

¿Cómo puede alguien no preocuparse por el incremento en todo el mundo de enfermedades como la diabetes, la hipertensión, el sobrepeso y la obesidad, las enfermedades cardiovasculares, la hipercolesterolemia y el asma?
¿Cómo puede alguien no sorprenderse ante el incremento de las enfermedades mentales y nerviosas como la fatiga nerviosa, la depresión, por no mencionar la enfermedad de Alzheimer?

Todas estas epidemias (porque realmente son epidemias, aunque no todas estas enfermedades tienen un origen infeccioso) tienen que tener una o varias causas. ¿Errores en la alimentación? ¿Estilo de vida inapropiado? Sin duda.
Cada vez comemos más, especialmente alimentos con un alto contenido en grasa. Cada vez realizamos menos ejercicio físico, vamos a todas partes en automóvil, utilizamos el ascensor en lugar de subir por las escaleras. Pero, ¿cuál es la causa subyacente de estas epidemias?

Estudiando los resultados de las investigaciones llevadas a cabo por Jens C. Skou (premio Nobel de Química en 1997), Peter Agre y Roderick MacKinnon (premio Nobel de Química en el 2003) sobre los canales que permiten vivir a las células, se descubrió que la composición mineral de éstas es muy diferente a la de la sangre (las células contienen 28 veces más

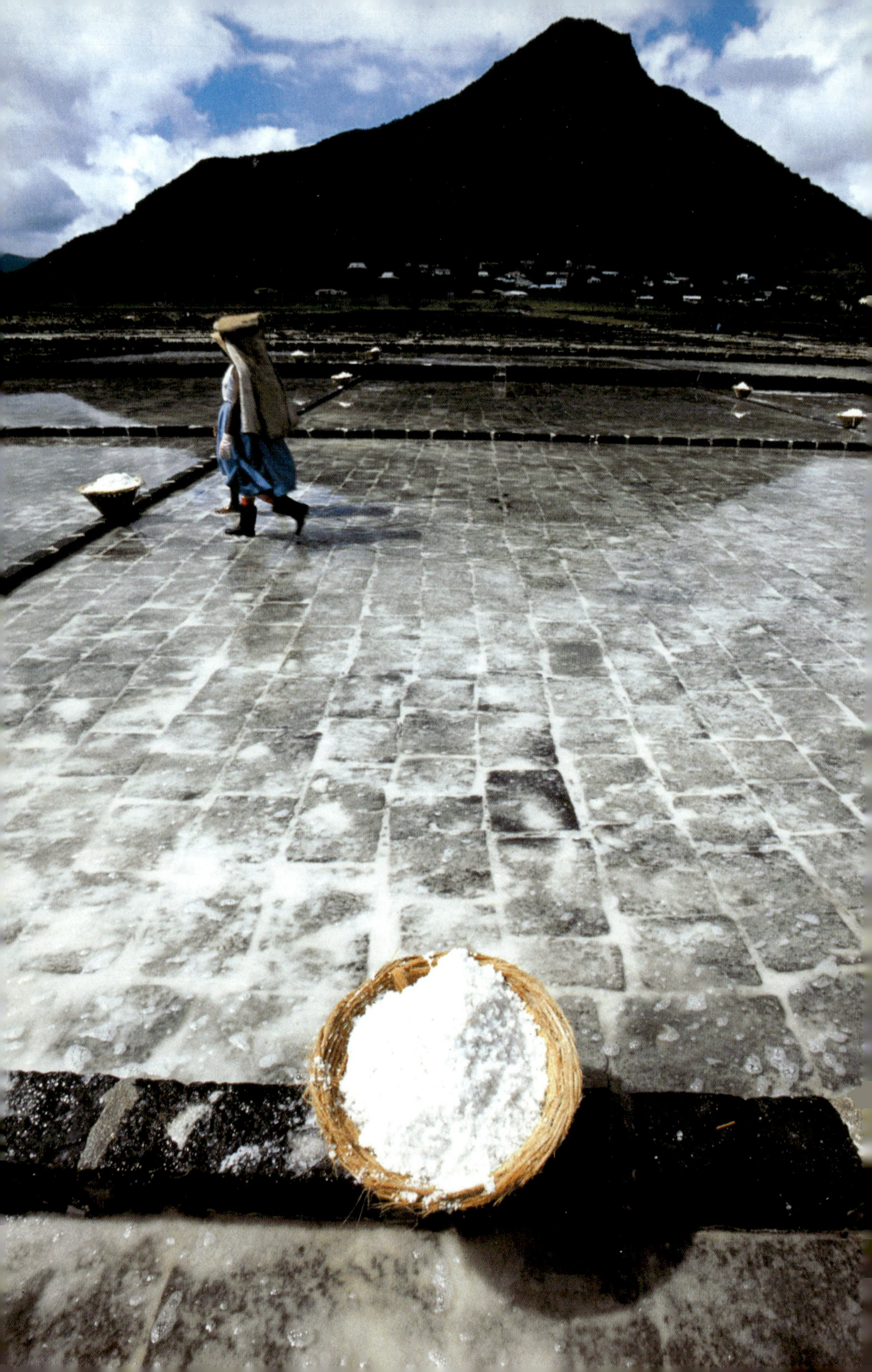

potasio y 15 veces menos sodio que la sangre), y por último, se observó que había una alteración en el equilibrio de minerales (el consumo de *sal es enorme en todas las sociedades humanas mientras que el potasio, el primo hermano del sodio, está completamente olvidado), lo que nos permitió comprender por qué estas epidemias se han difundido y se están difundiendo por todo el mundo.

Este libro es, por tanto, el resultado de una investigación exhaustiva sobre la causa de estas epidemias y las reacciones biológicas que causan estas enfermedades; en todas hay un factor común:
demasiada sal, insuficiente potasio.

Comencemos nuestra investigación...

* La sal de mesa es el cloruro de sodio, su fórmula química es NaCl; contiene un 60% de cloro (Cl) y un 40% de sodio (Na, del latín *natrium*).

ÍNDICE DE CONTENIDOS

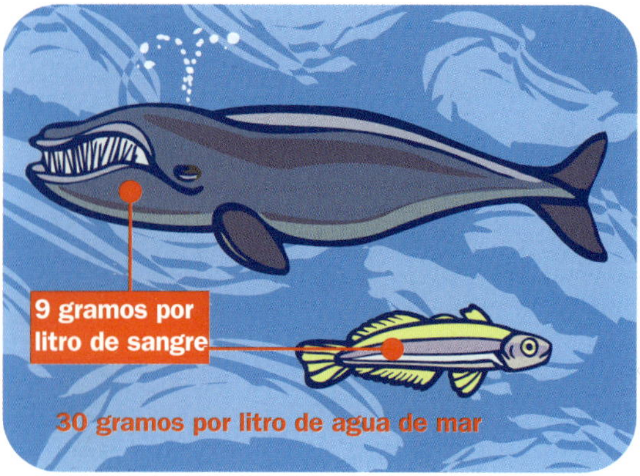

La lucha por la vida

Hablamos fácilmente de que la vida es una batalla. Cuando se dice eso, algunas personas piensan en la batalla por encontrar alimentos, otros en la batalla contra las infecciones... mientras que, en realidad, hay una batalla incesante en la que pocas personas piensan: la batalla por regular la composición mineral de las células.

La proeza de los animales que viven en el mar

Todos los animales marinos tienen la misma peculiaridad: la composición mineral de su medio interno es muy diferente de la del agua del mar que los rodea. ¡Su sangre contiene 9 g de sal por litro, aunque estos animales viven en el mar, que contiene de 30 a 38 g de sal por litro, es decir, tres veces más! Las ballenas, las focas, los delfines, las orcas y, por supuesto, los peces, ingieren constantemente agua de mar y, en consecuencia, mucha sal. En estas condiciones se enfrentan a una dificultad considerable: mantener la misma composición sanguínea a pesar de la afluencia continua de sal a su medio interno. Para estos animales, esto supone una batalla incesante: la lucha por la vida.

Los peces tampoco son salados.

Si comemos un filete de bacalao hervido nos parecerá insípido; es porque el bacalao no es salado. Esta peculiaridad de los peces la aprovechó el Dr. Bombard cuando, en 1951, tuvo que cruzar el atlántico sin provisiones ni agua, sobreviviendo exclusivamente de la carne y los líquidos de los peces que pescaba. Al igual que los mamíferos, los peces eliminan la sal que ingieren y mantienen una concentración sanguínea de sal de 9 g por litro. Las células de su organismo, como las del nuestro, contienen mucho potasio y poco sodio.

Nuestras células son como un pez en el mar

Como en todos los animales, nuestra sangre contiene 9 g de sal por litro. Afortunadamente, no bebemos agua de mar, pero para nuestras células, inmersas en la sangre, que es nuestro mar interior, la batalla es la misma. También tienen que luchar constantemente porque la composición mineral de su medio interno difiere totalmente del de la sangre que las rodea. El medio intracelular es mucho menos salado. Hay 15 veces menos sodio en las células que en la sangre y 11 veces menos cloro. Por otro lado, hay 8 veces más potasio. Según algunos científicos, la composición mineral de las células es similar a la del mar primitivo, aquél que existía en el momento en que se formaron las primeras células vivas. La composición de las células no ha cambiado, mientras que el mar se ha convertido en un medio considerablemente más salado. Pero esta diferencia no es importante, ya que la batalla continúa: nuestras células, que contienen poca sal y mucho potasio, tienen que luchar continuamente para expeler el sodio y el cloro que entra incesantemente en su interior.

Tabla comparativa entre la composición de la sangre y del líquido intracelular (en mEq/l).

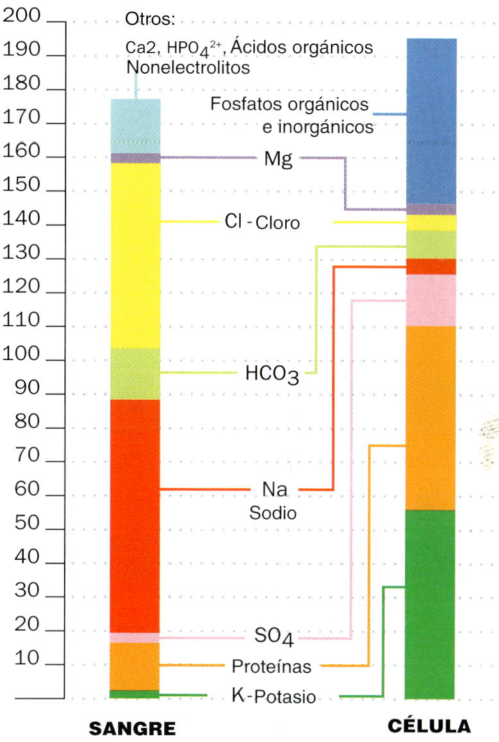

El propósito final de este libro es demostrar que cuando existe un conflicto en las células de nuestro organismo y éstas no logran eliminar el exceso de sodio se origina una catástrofe. Las células se lesionan, pierden su vitalidad, se obstaculizan los procesos vitales y todo esto da lugar a graves enfermedades.

hay 11 veces más cloro en la sangre que en el interior de las células.

hay 15 veces más sodio en la sangre que en el interior de las células.

28 veces más potasio en las células que en la sangre.

Náufragos: su tragedia

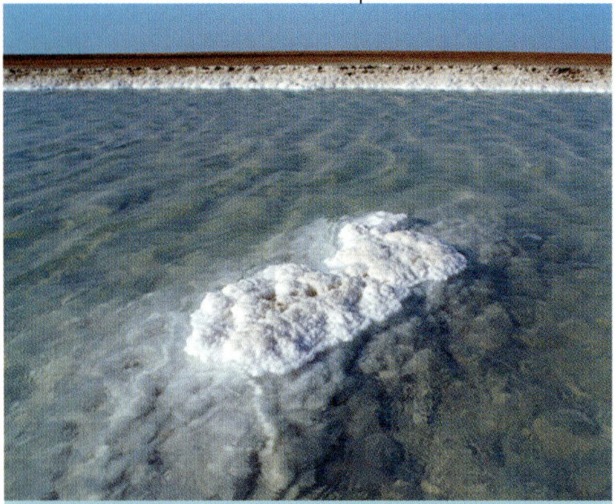

Sodio: el mineral del mar

Aunque el sodio es muy abundante en la tierra es, ante todo, el mineral del mar. Se encuentra en forma de una sal, el cloruro de sodio. En la tierra está presente en unos pocos minerales como el feldespato, que es silicato de sodio. También se encuentra en los grandes depósitos de sal, las minas de sal, presentes en todo el mundo (se trata de zonas que una vez fueron mares y ahora están secas). El símbolo químico del sodio es Na (del latín *natrium*).

El hombre no puede sobrevivir bebiendo agua de mar. Los náufragos que la beben mueren a los 2 ó 3 días. Esto resume la tragedia que sufren los náufragos, flotando en una vasta extensión de agua que no pueden beber.

El Dr. McCance, Profesor de Medicina Experimental en Cambridge (Inglaterra), ha llevado a cabo una investigación sobre los náufragos. Durante la segunda guerra mundial fue Presidente del Subcomité del Almirantazgo Británico, responsable de salvar las vidas de cientos de náufragos que iban a la deriva en los botes salvavidas o en las balsas después de que sus buques fueran hundidos por los submarinos alemanes. Estudió a voluntarios en botes salvavidas, en mares templados, árticos y tropicales; y llegó a la firme conclusión de que el agua de mar no podía usarse para complementar un suministro limitado de agua potable. Los informes de los supervivientes revelaron que los que habían bebido agua de mar empezaban antes a delirar y se podían caer más fácilmente y desaparecer por la borda. El agua de mar contiene una concentración de sal tan alta que nuestros riñones no pueden tolerarlo; por esto, al beberla favorece la eliminación de toda el agua del cuerpo, empeorando la situación de deshidratación[1].

Químicamente, ¿qué es la sal?

Los químicos la llaman cloruro de sodio, cuya fórmula es NaCl, consta de un átomo de sodio, Na, y de un átomo de cloro, Cl.

Al disolverla en agua, la molécula de sal libera dos átomos, uno de sodio, que pierde un electrón (y, por tanto, presenta una carga positiva: Na+) y otro de cloro, que gana un electrón y se carga negativamente: Cl-.

Estos átomos con carga eléctrica se conocen como iones y tienen comportamientos diferentes según la carga que presenten. Cuando una corriente directa pasa a través de una solución de sales, los iones negativos (Cl-) van al ánodo, que tiene carga positiva; a estos iones se les denomina aniones. A los iones positivos (Na+), que van al **cátodo**, se les denomina **cationes**.

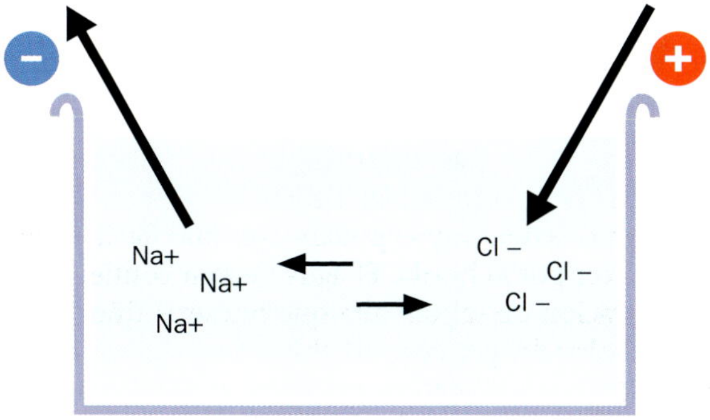

Potasio: el mineral de la tierra

Hay elevadas concentraciones de potasio en todos los continentes emergidos. Es un elemento esencial para la vida. Es muy importante para el crecimiento de las plantas, al contrario que la sal, que es perjudicial para ellas (sólo unas pocas plantas, llamadas halófilas, puede crecer en suelos salados). El potasio también se encuentra en la potasa, que se utiliza para la fabricación de fertilizantes. La palabra potasa deriva del inglés *potash*, las cenizas que quedan en la maceta depués de quemar plantas). Todas las plantas contienen mucho potasio. El símbolo químico del potasio es K (del latín *kalium*).

Sodio-potasio, un dúo inseparable

El potasio y el sodio son el Gordo y el Flaco de nuestra salud. No podemos hacer nada sin cualquiera de ellos, ya que ambos son parte del juego. Uno no va sin el otro y cada uno tiene su lugar en el cuerpo. Así pués, nuestra salud depende de su buena relación.

El sodio en el exterior de la célula

El aporte de sodio proviene de la sal que agregamos a nuestros alimentos. Es el principal catión (ver pág. 15) del medio extracelular, es decir, de la sangre y de la linfa. Regula el contenido de agua del cuerpo; cuando se pierde sodio, se pierde agua; cuando se absorbe sodio, se retiene agua. El sodio es el encargado de mantener constante nuestro volumen sanguíneo, así como el pH de la sangre, es decir, su naturaleza ácida o básica. Por último, el sodio actúa como cotransportador, es decir, permite el paso de nutrientes al interior de las células. Como una especie de "taxi", el sodio, en su paso a través de los canales de la membrana celular, recoge glucosa, aminoácidos y muchos otros nutrientes que la célula necesita para vivir.

El potasio, en el interior

La fruta, las verduras y todas las carnes animales y de pescados nos proporcionan potasio. Es el principal catión (ver pág. 15) en el medio **intracelular**. Tiene las mismas funciones en el interior de la célula que el sodio en el exterior; regula el contenido de agua de la célula y su pH. Dentro de la célula, el potasio activa numerosas enzimas para permitir la síntesis de proteínas, a partir de aminoácidos y la transformación de la glucosa en glucógeno, el azúcar de reserva de los músculos y el hígado.

Agua en el cuerpo

El agua representa cerca del 60% del peso corporal. La podemos encontrar de dos formas, como líquido intracelular (el agua contenida en el interior de las células) y como líquido extracelular (el agua en la que están inmersas las células formando la sangre y la linfa). Dos tercios del agua corporal están dentro de las células, el tercio restante en el exterior. Hay, por lo tanto, casi **dos veces más potasio que sodio** en el organismo.

MERCADONA

C/Ramon de Campoamor
VALENCIA
Telefono 96 3582650
05/01/2006 19:08 OP: 000022
N: 040247 CAJA:022 SUP:2642

1 WHISKY		4,60
1 SURT MANZ/PERA		1,85
1 2 CORAZONES		1,35
1 MELON PIEL SAP		1,37
1 GARBANZOS		0,29
8 COLA S/CAF	0,43	3,44
1 GARBANZO MEX.		0,66
1 GARBANZO MEX.		0,66

TOTAL.......EUROS 14,12
ENTREGA.....EUROS 15,00

DEVOLUCION..EUROS 0,88

TOTAL.....PESETAS 2349

LE ATENDIO:TERE

MERCADONA
SUPERMERCADOS DE CONFIANZA

ES IMPRESCINDIBLE
PRESENTAR EL TICKET DE COMPRA
PARA CUALQUIER DEVOLUCIÓN.
C.I.F. A-46103834 - P.V.P. I.V.A. INCLUIDO.

SIEMPRE
PRECIOS BAJOS

900 500 103
TELÉFONO GRATUITO
DE ATENCIÓN AL CLIENTE

SPB
SIEMPRE
PRECIOS BAJOS

MERCADONA
SUPERMERCADOS DE CONFIANZA

ES IMPRESCINDIBLE
PRESENTAR EL TICKET DE COMPRA
PARA CUALQUIER DEVOLUCIÓN.
C.I.F. A-46103834 - P.V.P. I.V.A. INCLUIDO.

900 500 103
TELÉFONO GRATUITO
DE ATENCIÓN AL CLIENTE

SPB
SIEMPRE
PRECIOS BAJOS

MERCADONA
SUPERMERCADOS DE CONFIANZA

ES IMPRESCINDIBLE
PRESENTAR EL TICKET DE COMPRA
PARA CUALQUIER DEVOLUCIÓN.
C.I.F. A-46103834 - P.V.P. I.V.A. INCLUIDO.

900 500 103
TELÉFONO GRATUITO
DE ATENCIÓN AL CLIENTE

SPB

El sodio y el potasio tienen una importancia crucial en las células excitables

El término "células excitables" se aplica a las neuronas que transmiten el impulso nervioso, a las células musculares como las del miocardio, que son las responsables del latido cardíaco, y a las glandulares como las del páncreas, encargadas de segregar insulina. Estas células tienen una característica común, pueden desarrollar una señal bioeléctrica que depende esencialmente de los intercambios de potasio y sodio entre el interior y el exterior de la célula. El movimiento de estos iones a cada lado de la membrana celular (por canales específicos) es el que permite que se comuniquen las células nerviosas y se contraigan los músculos.

Potasio en el organismo

El cuerpo de un hombre normal de 70 kg contiene cerca de 140 g de potasio. El 90% del potasio está dentro de las células (un 9% en el tejido conjuntivo y los huesos, y un 1% en el plasma). Se encuentra fundamentalmente en las células musculares (el 40% de la cantidad total de potasio), las células hepáticas y los hematíes. Lo obtenemos fundamentalmente con la ingesta de fruta y verduras, pero también de la carne de los animales —carne o pescado— ya que las células vivas contienen abundante potasio. El potasio se elimina fundamentalmente con la orina (80-90%) y a través de las heces aunque en cantidades mucho más pequeñas.

Composición mineral en gramos por litro

	Sangre	Interior de las células
Sodio	3.40	0.230
Potasio	0.195	5.50
Magnesio	0.078	0.012
Calcio	0.078	trazas
Cloro	3.9	0.350

- ► 28 veces más potasio en las células que en la sangre.
- ► 15 veces más sodio en la sangre que en el interior de las células.
- ► 11 veces más cloro en la sangre que en el interior de las células.

Sodio en el organismo

El cuerpo de un hombre normal de 70 kg contiene cerca de 93 g de sodio, 45 g en los huesos, 38 g en el líquido extracelular y 10 g en el líquido intracelular. Lo ingerimos con la sal que agregamos a los alimentos. Normalmente, la cantidad de sodio eliminado con la orina es igual a la cantidad ingerida. Si una persona no agregara sal a sus alimentos prácticamente no tendría sodio en la orina, porque los riñones lo retienen. Genéticamente, estamos programados para ahorrar el sodio y reabsorberlo a través de los riñones. Por eso, al añadir mucha sal a los alimentos aumenta el sodio corporal.

Demasiado sodio, insuficiente potasio

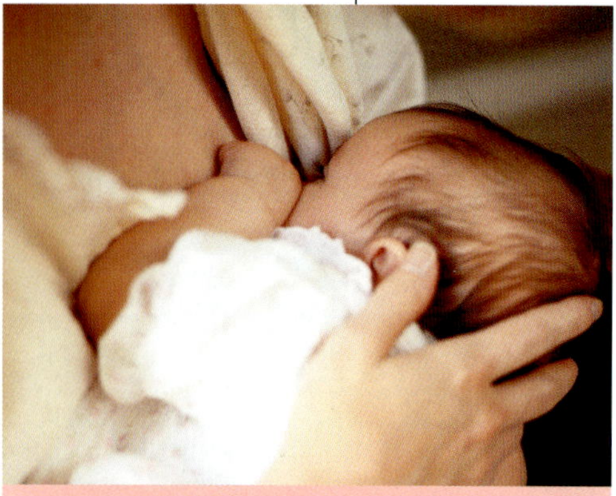

El sodio y el potasio son dos minerales muy importantes para nuestro organismo. Desempeñan un papel esencial y necesitamos que se mantengan en proporciones estrictamente exactas. Para funcionar adecuadamente necesitamos poco sodio y mucho potasio.

Una dieta ancestral pobre en sodio y rica en potasio

Los vegetales sólo contienen trazas de sodio, mientras que su contenido de potasio es elevado (20 mg de sodio y 1.000-5.000 mg de potasio por kg).

Los productos de origen animal (carne o pescado) tienen un medio intracelular con poco sodio y mucho potasio (100-500 mg de sodio y 1.000-4.000 mg de potasio por kg).

La leche materna, el alimento básico durante los primeros meses de vida, contiene poco sodio y cantidades apreciables de potasio (300-400 mg de sodio, 1.000-2.000 mg de potasio por kg).

Retorno a los orígenes

Durante miles de años comimos alimentos con poco sodio y mucho potasio. Teniendo presente que nuestro antepasado más directo, el hombre de Cromagnon, vivió hace unos 30.000 - 50.000 años, durante más del 90% de su historia el hombre ha tenido un régimen alimenticio basado en la caza, los pescados, la fruta, las verduras, los frutos secos y las semillas, que contenían de 5 a 10 veces más potasio que sodio. De esta forma, el hombre, en sus inicios, ingería poca sal, 2 g de sodio al día, y mucho potasio, cerca de 12 g al día. La sal hizo su aparición en el régimen alimenticio humano cuando el hombre se volvió sedentario. Al descubrir la capacidad de la sal como método conservante descubrió también su capacidad de potenciar los sabores. Desde entonces, y de forma gradual, se ha ido invirtiendo el cociente alimenticio sodio/potasio.

En las últimas décadas hemos asistido a la entronización de la comida precocinada (con sal cuidadosamente añadida por la industria agroalimentaria) y, simultáneamente, a la caída del consumo de productos frescos. El hombre actual ingiere 10 g de sal al día, incluso a veces mucho más, y no toma más de 2 g diarios de potasio. De esta forma, estamos tomando **del doble al cuádruple de sodio que de potasio.**

Difícil de ajustar

A lo largo de nuestra evolución, nuestra dieta ha cambiado radicalmente, pero, ¿qué pasa con nosotros? Bueno, realmente, no pasa mucho. La función de nuestro organismo es exactamente la misma que la de nuestros más remotos antepasados. Es más, como el régimen alimenticio prehistórico contenía poca sal, estamos genéticamente programados para reabsorber el sodio: el 95% del mismo se recupera en los riñones cuando el aporte es limitado. Por el contrario, el cuerpo no está dotado de un mecanismo que ahorre potasio. Una vez ingerido, el potasio se absorbe, luego se filtra en los riñones y finalmente se elimina con la orina. Desde un punto de vista fisiológico, este desajuste entre el sodio y el potasio está abocado a tener repercusiones. Estos dos minerales se vinculan íntimamente y si no conseguimos los suministros en las proporciones adecuadas, antes o después pueden aparecer enfermedades. Pero permitan que prosigamos nuestra investigación...

Cuando comemos los alimentos frescos, crudos, sin procesar, es imposible ingerir más sodio que potasio.

El mineral paradójico

Puede parecer sorprendente que el potasio, que es el mineral más importante para nuestras células, se use tan poco y se le preste tan poca atención en nuestro régimen alimentario. Nadie comenta ni conoce esta circunstancia y, sin embargo, es el mineral más importante para nuestra vida. Resulta asombroso darse cuenta de que nadie haya recalcado nunca que nuestras células tienen un gran contenido de potasio ni la necesidad de aportar este mineral para su equilibrio. Aún más grave, a veces se piensa que el potasio es un mineral maldito. Los médicos y farmacéuticos lo consideran un mineral peligroso que debe manipularse con sumo cuidado. Por ejemplo, se dice que el potasio inyectado por vía intravenosa es sumamente tóxico. Este ejemplo es tendencioso, ya que incluso el agua mineral inyectada por vía intravenosa, puede ser sumamente tóxica y causar el estallido de los hematíes. Por el contrario, resulta sorprendente que utilicemos unas cantidades tan importantes de sodio en la dieta (se añade sal a todos los alimentos) sabiendo que una ingesta tan elevada de sal es fuente de muchos problemas de salud. Muchas personas consideran al sodio un aliado y al potasio un enemigo. ¿Cuáles son los motivos de esta falta de información?

El peligro real del sodio para las células

Las células necesitan sodio para funcionar, pero un exceso de sodio causa alteraciones muy importantes.

Estamos formados por miles de millones de células y es la existencia de todas ellas lo que explica la vida de nuestro organismo. Cada una de estas células tiene vida propia. Están rodeadas por una membrana que define su medio interno y que las aísla del medio externo, la sangre y la linfa. En la sangre y en la linfa circulan todos los nutrientes necesarios para las células: oxígeno, glucosa, aminoácidos (componentes de las proteínas), minerales como el fósforo, el magnesio, las vitaminas y, desde luego, el potasio.

¿Cómo pasan estos nutrientes a través de la membrana?

Las membranas celulares contienen canales a través de los cuales pueden pasar los nutrientes.

No obstante, para que todas estas moléculas puedan pasar al interior necesitan un "taxi" que facilite su entrada; en general, éste suele ser el sodio. Por lo tanto, cada vez que un nutriente penetra en una célula le acompañan dos átomos de sodio que entran al mismo tiempo.

Sin embargo, mientras que la mayoría de los nutrientes consumidos por la célula, son transformados por ésta (la glucosa se transforma en gas carbónico, los aminoácidos producen proteínas), cuando tomamos demasiada sal los átomos de sodio se acumulan y, al cabo del tiempo, la célula contiene un exceso de sodio.

Transporte de glucosa y sodio en las células epiteliales del intestino.

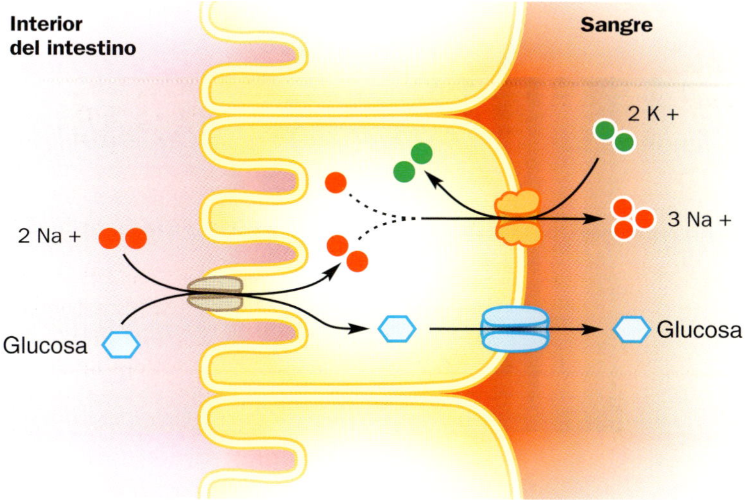

El aumento de la concentración de sodio hace que la célula atraiga el agua y se hinche (la explicación acerca de la presión osmótica se detalla en las páginas subsiguientes). A medida que aumenta el contenido en sodio se dificulta la entrada de más moléculas de sodio; por eso, aunque las células necesiten nuevos nutrientes, no pueden disponer de ellos. Esta situación les hace vivir a "ralentí", como si se estuvieran asfixiando. Después cesan sus funciones. ¡A veces, incluso pueden llegar a morir!

Una multitud de consecuencias

El hecho de que las células vivan a "ralentí" tiene repercusiones sobre todo nuestro organismo. Por ejemplo: si las células contienen demasiado sodio y ya no asimilan la glucosa, ésta se acumulará en la sangre, causando diabetes. Otro ejemplo: si las células de las arterias se hinchan debido al exceso de sodio, la compresión de todas estas células hinchadas provocará un aumento de la presión arterial y aparecerá la hipertensión.

Estos son sólo dos ejemplos entre muchos. Hay numerosas situaciones en las que aparecen estados inverosímiles de disfunción a los que la medicina denomina fatiga, diabetes, asma, hipertensión, etc., y que son, en realidad y sencillamente una consecuencia directa del exceso de sodio en las células y de la hinchazón excesiva de muchas de ellas.

El bloqueo metabólico visto con lupa:

¿Por qué el exceso de sodio hace que se hinchen las células?

Para comprender este fenómeno, recordemos algo de química...

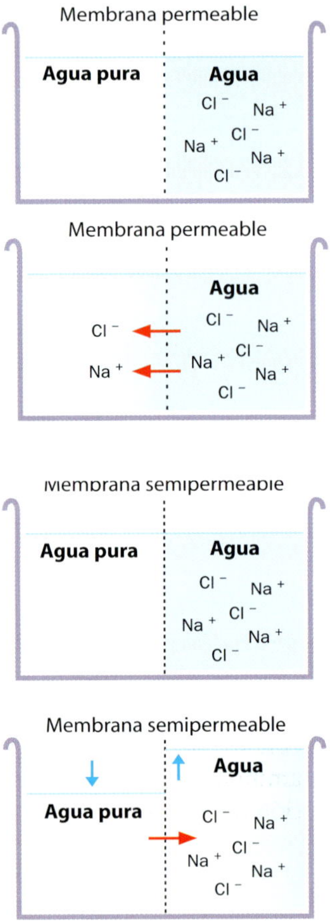

Tomemos dos compartimientos separados por una membrana: uno contiene agua pura y el otro una solución salina. La molécula de sal (NaCl) se desintegra en el agua, produciendo dos iones: Na+ y Cl-. Si la membrana es permeable (es decir, deja pasar iones y agua), el sistema evoluciona hasta que las concentraciones de iones se igualan a ambos lados de la membrana. Cuando se alcanza el equilibrio, la concentración de agua es también idéntica en ambos lados.

Ahora bien, si la membrana es semipermeable (permite el paso del agua pero no el de iones), el sistema tiende a equilibrar las concentraciones. Pero, como los iones ya no pueden atravesar la membrana, sólo pasa agua: esta difusión de agua se conoce como osmosis.
Esta difusión sólo puede realizarse desde las áreas donde hay una gran concentración de moléculas con capacidad de atravesar la membrana (en este caso, el agua) hacia las áreas donde hay una concentración menor de esas moléculas. Por tanto, el agua irá del compartimiento donde se encuentra en estado puro hacia el compartimiento donde su concentración es menor (ya que ahí están los iones, que atraen agua por una fuerza magnética que denominamos presión osmótica). Este flujo de agua provoca un aumento de volumen en el compartimiento que contiene los iones.

Para resistir este cambio de volumen es necesario aplicar una presión en el compartimiento que contiene la solución salina que limite el flujo de agua. Esta presión

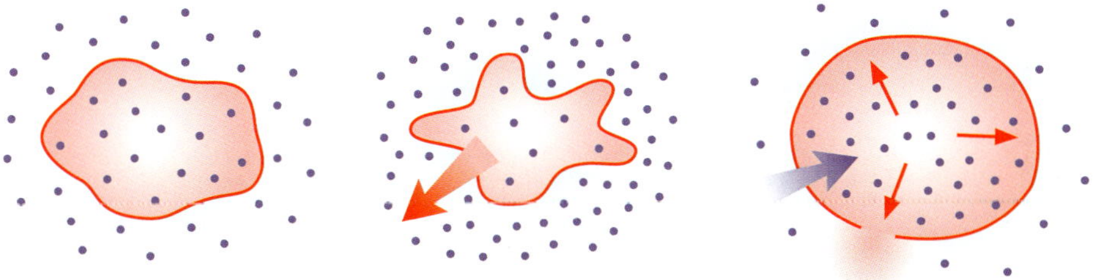

a) Equilibrio osmótico: la concentración de sales es idéntica en el interior y en el exterior de los hematíes.

b) Cuando aumenta la sal en el exterior: el agua sale hacia el exterior de la célula y ésta se contrae.

c) Cuando disminuye la sal en el exterior: el agua pasa hacia el interior de los hematíes y éstos se hinchan pudiendo llegar a explotar.

corresponde a la presión osmótica de la solución. Por lo tanto, mide la "capacidad de empuje del agua" de una solución concentrada.

¿Qué sucede en las células?

Las membranas de las células se comportan como membranas semipermeables permitiendo sólo el paso del agua. El medio intracelular contiene numerosos iones disueltos en agua, como los iones sodio y cloro. Cuando los glóbulos rojos se encuentran en agua pura, sin sal, atraen agua porque el agua de su medio interno contiene más sal. Los glóbulos rojos se hinchan y pueden incluso estallar (c). Por el contrario, si se colocan en agua de mar (una solución salina concentrada que contenga 30 g por litro), el glóbulo rojo pierde agua, ya que ésta es atraída por el agua del mar. Entonces se contrae y se hace más pequeño (b). Si se colocan en una solución isotónica (9 g de NaCl por litro), el glóbulo rojo mantiene su tamaño normal (a).

Nunca se utiliza agua pura intravenosa

Después de una operación quirúrgica o una hemorragia, en las que hay una pérdida importante y rápida de sangre, el volumen sanguíneo debe restaurarse rápidamente. El agua pura, exenta de sales minerales, no puede inyectarse en la sangre porque los hematíes estallarían. Por eso se inyecta una solución salina fisiológica, es decir, agua que contiene 9 g de sal por litro.

Las consecuencias del exceso de sal en los alimentos

Hemos visto que cuando ingerimos demasiada sal, el medio intracelular acumula sodio y, con él, moléculas más grandes como la glucosa y los aminoácidos. Esto crea un desajuste entre los dos lados de la membrana. La concentración de agua se hace menor dentro de las células que en el exterior. Por consiguiente, el agua penetra en las células por osmosis. Éstas se hinchan y, como veremos, este cambio de volumen tiene efectos directos sobre sus actividades vitales.

El bloqueo metabólico visto con lupa:

¿Por qué las células hinchadas viven a "ralentí"?

Hay una relación directa entre el volumen de una célula y su actividad.

Cuando se hinchan las células, desaparece la energía

La célula es la sede de una intensa actividad. Como una pequeña fábrica autónoma, genera moléculas y, a la vez, es capaz de proveerse de la energía necesaria para realizar esta actividad. Se necesita energía para poder llevar a cabo las reacciones sintéticas (anabolismo): se utilizan moléculas sencillas, que pueden considerarse como ladrillos, con las que la célula construye moléculas más complejas. La energía necesaria para esta actividad se obtiene de las reacciones de degradación (catabolismo): la célula "rompe" las moléculas complejas en elementos más pequeños, liberando energía en este proceso. El anabolismo y el catabolismo constituyen lo que se llama el metabolismo.

En una célula sana, las reacciones de síntesis siempre se acoplan a las reacciones de degradación. Pero, cuando se hincha la célula, este equilibrio entre síntesis y degradación se altera. El aumento de volumen es percibido por la célula como un mensaje que solicita un aumento de la síntesis. La exigencia de energía supera al suministro y, como resultado, la energía de reserva de la célula merma. Antes o después, el metabolismo de la célula se bloqueará.

Explicaciones

El metabolismo de la célula influye en su volumen, y viceversa

- Experimentalmente, tras la inhibición del metabolismo de una célula se produce un acúmulo de sodio en la célula que, a su vez, provoca la atracción de moléculas de agua (por osmosis) e, indefectiblemente, la célula hincha. Esto se ha demostrado con células cerebrales, renales, hepáticas y musculares[2].

- También sucede lo contrario. Cualquier cambio en el volumen de las células tiene una influencia directa en su metabolismo. Este mecanismo se ha estudiado ampliamente en las células hepáticas. Actualmente sabemos que cuando las células hepáticas se hinchan, se estimula la síntesis de glucógeno a partir de la glucosa, así como la

Anabolismo y catabolismo

La vida de nuestras células depende de mantener el equilibrio entre dos procesos, el anabolismo (que es un proceso de biosíntesis) y el catabolismo (un proceso de destrucción). El anabolismo se encarga de la síntesis de las moléculas celulares y de la producción de elementos de reserva. Si nos rompemos una pierna, el lugar de la fractura se convertirá, durante varias semanas, en un lugar de anabolismo frenético para reparar la fractura. Del mismo modo, cuando engordamos y nuestras células almacenan las grasas, estamos en un estado de anabolismo. Por el contrario, el catabolismo sirve para obtener energía a través de la degradación de las moléculas de reserva. La pérdida de peso, por ejemplo, es un proceso característico de catabolismo. Por consiguiente, nunca hay que olvidar esto: cuando las células se hinchan debido al exceso de sal, todo el catabolismo se bloquea. Las células entran en anabolismo y se almacenan reservas. En términos generales, esto significa que las células aumentan de tamaño, almacenan las grasas y no generan energía. Resultado: aparece una gran fatiga y un aumento de peso.

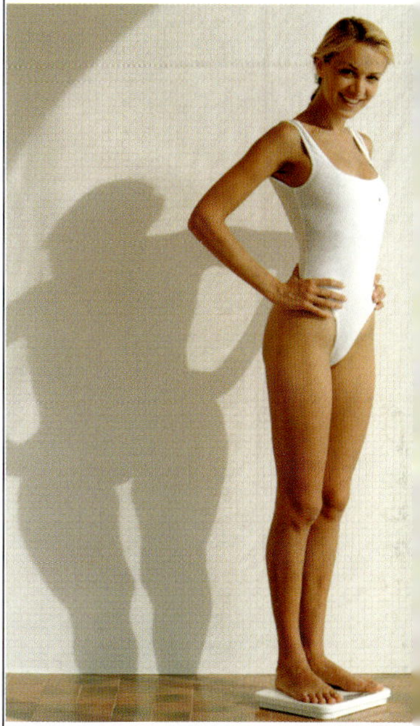

síntesis proteica a partir de los aminoácidos (anabolismo). Por el contrario, se inhiben las reacciones de degradación del glucógeno y de las proteínas (catabolismo). Esto significa que en una célula hinchada predomina el anabolismo sobre el catabolismo: la célula almacena, crea reservas, pero ya no tiene la energía necesaria para quemar estas reservas. En estas condiciones, la energía de la célula disminuye gradualmente: la célula vive a "ralentí".

Para resumir, cuando una célula aumenta de volumen se enlentece su metabolismo. Esto no sólo se aplica a las células hepáticas, sino que también sucede en todas nuestras células.

El intercambio de sodio por potasio: la bomba de Na/K

La naturaleza ha ideado un buen sistema para evitar la acumulación de sodio dentro de las células. Las ha dotado de una bomba: la bomba de sodio y potasio [bomba de Na/K). Pero, para que sea eficaz, esta bomba necesita tener suficiente potasio disponible.

Hace unos cincuenta años, los investigadores demostraron la existencia de un conjunto de procesos bioquímicos en la membrana de las células que permitía extraer iones de sodio de la célula e introducir iones de potasio.

En todas las células hay proteínas de membrana que funcionan igual que una bomba. Estas bombas son responsables de retirar el sodio de las células y reemplazarlo por potasio: salen tres iones de sodio por cada dos iones de potasio que entran.

Una bomba vital

Así, mediante la expulsión del sodio, la célula logra reducir su volumen. Es más, como se expulsan más moléculas de sodio que las que se introducen de potasio, las bombas generan una diferencia entre el exterior y el interior de la célula y funcionan como minigeneradores, como baterías que suministran energía a la célula. Por lo tanto, hasta el 70% de la energía de una célula puede venir de estas bombas. Es el caso, por ejemplo, de las neuronas y de las células de las glándulas que secretan hormonas. Estas bombas son esenciales para la vida. Permiten

Están en todas partes

Las bombas de Na/K son omnipresentes en las células de las diferentes especies animales. Se encuentran en las formas de vida más rudimentarias, como las bacterias, entidades que constan de una única célula. En el hombre, dependiendo del órgano al que hagamos referencia, puede haber entre 800.000 y 30 millones de bombas por célula. En los riñones o en la mucosa intestinal las bombas se encuentran literalmente aglutinadas, son como un "pozo sin fondo" ya que consumen casi el 25% de las reservas energéticas de la célula y hasta el 70% en las células nerviosas.

Bomba de sodio-potasio

El interior celular tiene muy poco sodio y, por el contrario, es abundante en potasio. Esta diferencia se debe al transporte activo de iones a través de la membrana celular, en el que interviene la bomba de sodio-potasio. Se trata de una membrana proteica que saca tres iones de sodio al exterior celular e introduce dos iones de potasio al interior. Cuando este ciclo, que dura escasos milisegundos, se completa, la bomba está dispuesta para realizar otro ciclo de intercambio de iones.

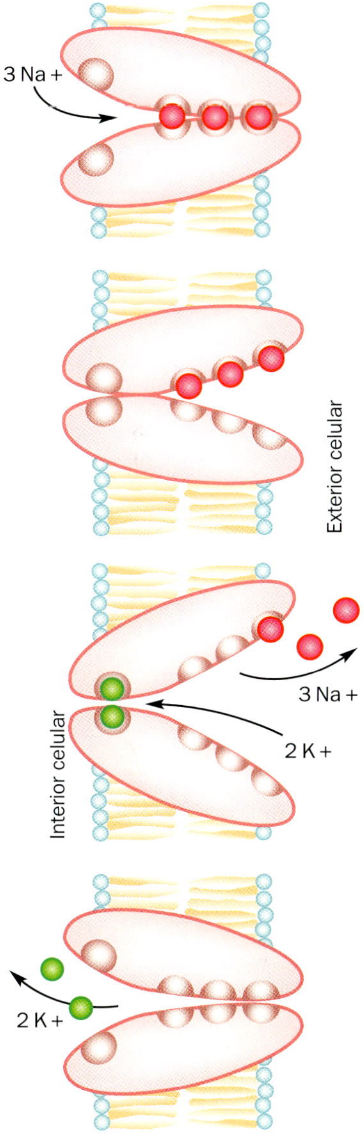

a las células alimentarse. Cuando estas bombas dejan de funcionar, la célula muere indefectiblemente. Pero, para que funcionen adecuadamente, es necesario que las células tengan el suficiente potasio disponible en la sangre, a la que llega normalmente a través de los alimentos. Para eliminar el sodio de las células es crucial el potasio en los alimentos y en la sangre.

La batalla más importante de nuestra vida

Si usted está habituado a no tomar mucha sal en sus alimentos y si come espontáneamente fruta y verduras en abundancia, es decir, una dieta en la que abunda el potasio, todo le irá bien. Pero si usted toma demasiada sal y poco potasio, que es lo que hace actualmente la mayoría de la gente, la batalla se pierde, a no ser que hayamos heredado unos genes especialmente eficaces (que nos doten de unas bombas de Na/K muy eficaces). Las bombas de Na/K no podrán hacer su trabajo adecuadamente, el sodio se acumulará en la célula, causando el bloqueo metabólico que hemos descrito en las páginas anteriores.

El síndrome XXL

En 1988, un especialista estadounidense de la Universidad de Stanford, el Dr. Gerald Reaven, describió el síndrome X por primera vez. No hay nada exótico o excepcional en este síndrome, dijo, ya que afecta de 60 a 75 millones de estadounidenses. En realidad, lo que se oculta detrás de este término es la resistencia a la insulina, aunque esto nos suene a ciencia ficción.

El síndrome X se diagnostica cuando una persona presenta al menos dos de los siguientes signos: obesidad abdominal, concentraciones elevadas de triglicéridos, concentraciones demasiado bajas de colesterol-HDL ("colesterol bueno"), hipertensión y valores altos de insulina en ayunas. Las personas afectadas por el síndrome X presentan mayor riesgo de contraer diabetes tipo II y de padecer enfermedades cardiovasculares. También tienen más probabilidad de morir prematuramente a causa de estas enfermedades.
Pero, aunque las enfermedades cardiovasculares y la diabetes son enfermedades de países desarrollados, la lista de enfermedades es mucho más amplia. Incluye el cáncer (mama, próstata, colon), la obesidad, la osteoporosis, la enfermedad de Alzheimer, la depresión, el asma, la fatiga, etc., todo lo cual indica que el núcleo del problema va mucho más allá de la mera resistencia a la insulina.

Este mal estado de salud es causado por el **bloqueo del metabolismo** en todas las células. Creemos que está causado por el deterioro de la bomba de Na/K en todas las células del cuerpo, debido a un exceso de sodio y un défi-

Enfermedades causadas por el Síndrome XXL

Enfermedades cardiovasculares: hipertensión, derrames cerebrales, insuficiencia cardiaca y problemas cardiovasculares en las mujeres posmenopáusicas.

Enfermedades metabólicas: Diabetes tipo II, sobrepeso, obesidad e hipercolesterolemia.

Trastornos nerviosos: depresión, síndrome bipolar, enfermedad de Alzheimer y epilepsia.

Enfermedades respiratorias: asma y enfermedad pulmonar obstructiva crónica.

Enfermedades digestivas: cáncer de estómago, úlceras y el síndrome del colon irritable

Fatiga

Osteoporosis

cit de potasio que no permiten asegurar el adecuado aporte de glucosa y de otros nutrientes. Las células se hinchan, viven a "ralentí" y ya no pueden mantener sus funciones adecuadamente.

Como las enfermedades causadas por este bloqueo metabólico son muchas más que las incluidas en el síndrome X, hemos decidido llamar a este bloqueo metabólico **el síndrome XXL**.

Una concatenación de consecuencias...

El enlentecimiento del metabolismo en cada una de las células origina una falta de energía en el cuerpo entero: aparece el cansancio. El síndrome XXL también causa un aumento de peso, porque se almacenan grasas, y los problemas circulatorios, sumados al riesgo cardiovascular que acompaña al síndrome X, nos conducen a un estado de sobrecarga del corazón. Se hipertrofia el músculo cardíaco, que es el paso previo a la insuficiencia cardiaca...

En resumen, se desarrollan una serie de enfermedades cuya incidencia aumenta incesantemente a pesar del progreso de la medicina y de la farmacología.

Desequilibrio de la relación sal-potasio: un círculo vicioso que conduce a un bloqueo metabólico.

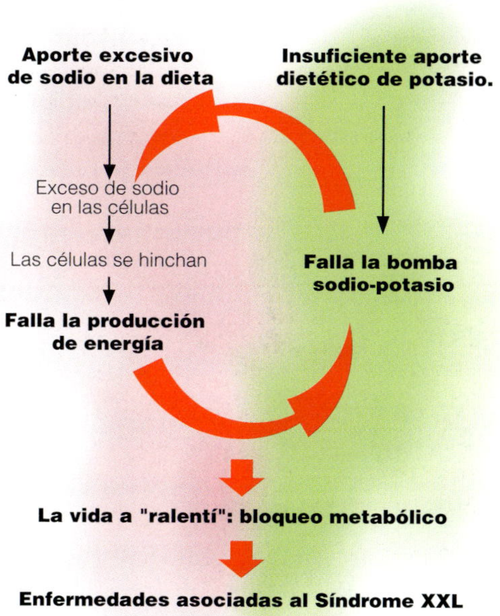

El síndrome XXL se caracteriza por el bloqueo metabólico en todas las células corporales como resultado del exceso de sodio en su interior y de la falta de potasio para expulsarlo. No se trata de una enfermedad como la gripe, causada por un virus que genera un conflicto en el sistema inmunitario y desaparece en una o dos semanas. Es un conjunto de cambios en cada una de las células corporales que desencadena y favorece las enfermedades del síndrome XXL.

LAS ENFERMEDADES DEL SÍNDROME XXL

La hipertensión, una enfermedad silenciosa

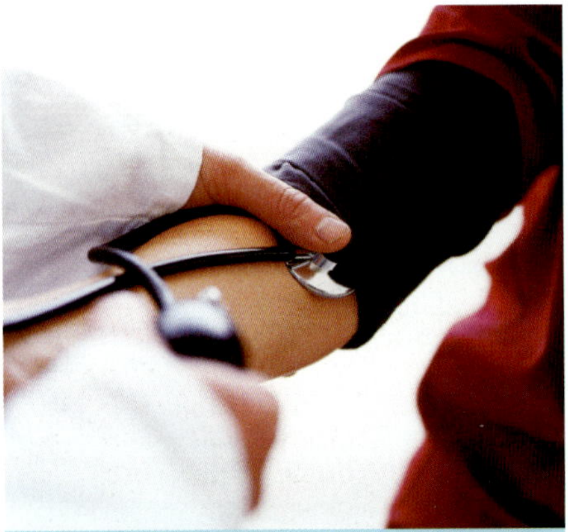

La hipertensión no es una enfermedad que haga "sufrir". Es una enfermedad sigilosa, latente. Es muy frecuente en los países desarrollados, donde afecta al 15-20% de la población, especialmente a los mayores de 65 años.

Las células de las arterias están en contacto directo con la sangre, que tiene un contenido elevado de sodio. En una persona afectada por el síndrome XXL, la bomba de Na/K no puede desempeñar su función adecuadamente. El sodio se acumula dentro de las células. Éstas se llenan de agua, haciéndose más turgentes. Al hincharse de esta forma, comprimen la sangre dando lugar a un descenso de la actividad de las células musculares de los vasos. Posteriormente, las arterias se endurecen y se hacen menos flexibles, ofreciendo más resitencia al flujo sanguíneo y consecuentemente, aumentando la presion arterial.

¿Qué es la hipertensión?

La presión arterial es la fuerza ejercida por la sangre sobre las paredes de las arterias. La presión arterial se expresa con dos cifras, por ejemplo, 140/90 ó "140 sobre 90", esto es así porque la presión ejercida por la sangre varía. La presión más alta se alcanza cuando se contrae el corazón. Entre una y otra contracción, cuando el corazón está en reposo, la presión desciende a su valor más bajo. Los médicos llaman a la cifra más alta "presión sistólica" y a la cifra más baja "presión diastólica". La presión arterial normal en los adultos está por debajo de 120/80 mmHg. Se considera hipertensión cuando las cifras de presión son de 140/90 mmHg o mayores.

Cuando la bomba de Na/K se ve forzada

Para comprender adecuadamente el síndrome XXL, es interesante ver lo que sucede cuando inhibimos químicamente la actividad de la bomba Na/K. Algunos medicamentos que se utilizan en cardiología, como la digoxina y la ouabaína, pueden unirse a estas bombas y, por lo tanto, inhibir su actividad. En los vasos sanguíneos, este "bloqueo" origina una constricción (vasoconstricción), que es exactamente lo que sucede en el caso del síndrome XXL.

La presión aumenta con la edad. Cierto, pero no siempre...

Las cifras de presión normal dependen de la edad del paciente. La fórmula para calcularla es: edad de la persona + 100. Por ejemplo, un hombre joven de 20 años debe tener 120 mmHg de presión sistólica. En la práctica, este valor se expresa en cm de mercurio (Hg). La presión normal para una persona de 20 años es, por consiguiente, de 12. Es de 13 para los 30 años, de 14 para los 40 años, y así sucesivamente. Por lo tanto, se considera normal que la presión aumente con la edad. Sin embargo, esto sólo es verdad en las poblaciones con acceso a la sal. En las sociedades que no consumen sal, no se encuentra esta correlación.

¿Por qué es nociva la hipertensión?

Cuando la presión arterial alcanza una cifra demasiado elevada y permanece dentro de esos límites, puede, a la larga, causar lesiones en las arterias y en órganos internos sensibles como el corazón, el cerebro, los riñones o algunas partes del ojo. La hipertensión también obliga al corazón a trabajar más, lo que puede dañarlo a largo plazo. Por último, es perjudicial porque favorece que el recubrimiento interior de las arterias, que suele ser liso, se vuelva rugoso. Cuando esto ocurre, las grasas y el colesterol se adhieren más fácilmente a las paredes de la arteria y terminan por bloquearlas. Ser hipertenso, por lo tanto, aumenta el riesgo de sufrir un ataque al corazón, un derrame cerebral y una insuficiencia renal.

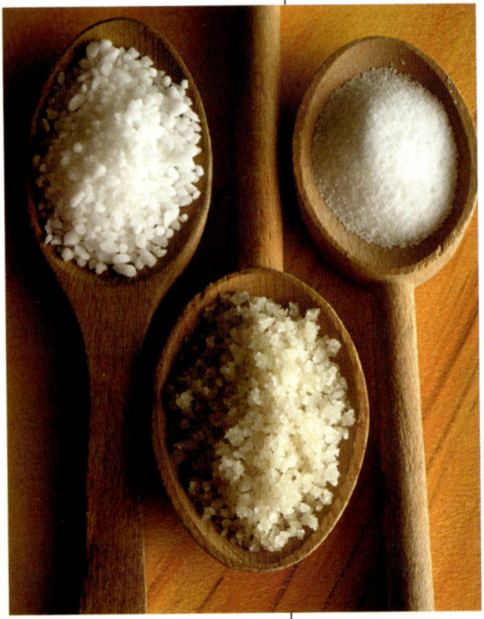

La sal, culpable de la hipertensión

Hace ya 3.700 años, los médicos chinos observaron que "cuando se absorben grandes cantidades de sal, el pulso se hace más fuerte y más duro".

No fue hasta 1904, cuando dos médicos franceses, Ambard y Beaujard, nuevamente demostraron la conexión entre el consumo de sal y la hipertensión. Pero su investigación no convenció a nadie. En 1922, dos médicos ingleses, Allen y Shenil, realizaron unos ensayos clínicos sobre 180 personas con hipertensión grave y demostraron que el consumo excesivo de sal aumentaba la presión arterial. No obstante, a pesar de todas estas pruebas, la comunidad médica mundial no estaba convencida. Cada vez se realizan más estudios cuyos resultados despejan cualquier tipo de duda al respecto.

El estudio INTERSALT

Se trata del estudio epidemiológico más completo realizado hasta la actualidad (tanto que es irrefutable); en él se estudió a más de 10.000 personas de 32 países diferentes, agrupadas en 52 muestras. Este estudio revela claramente que cuanta más sal se ingiere, más aumenta la presión arterial con la edad. Pero, en este caso ¿qué sucede cuando se reduce el consumo? Pues bien, disminuye la presión. En 1960, los japoneses ingerían 18 g de sal al día; en 1989 esta cantidad había descendido a 14 g.

Resultados: las cifras de presión arterial de los adultos descendieron, así como las muertes por derrame cerebral. La reducción de la presión arterial fue aún más espectacular en los niños. En 1968 se lanzó en Bélgica una gran campaña de información sobre los peligros del consumo excesivo de sal, dirigida fundamentalmente a las personas de mediana edad. Una reducción de 16 a 11 g de sal al día en los hombres y de 12 a 9 g en las mujeres produjo una disminución de las cifras de presión arterial, tanto en personas sometidas a tratamiento médico como en las que no lo recibían.

¡Con potasio, todavía es mejor!

Cuando se incrementa el suministro de potasio a las personas hipertensas, la presión arterial baja.

Se han realizado más de 33 estudios sobre los suplementos de potasio en personas hipertensas. Todos estos estudios indican que el potasio causa una reducción significativa de la presión arterial. La disminución es mayor en las personas que toman grandes cantidades de sal.

La razón es sencilla: cuando el potasio activa la bomba de Na/K, las arterias, arteriolas y los capilares se dilatan, y esto tiene repercusiones directas sobre la presión arterial.

Potasio, tan eficaz como la medicación

Un equipo de nutricionistas ingleses (King´s College, Londres) administró un suplemento de potasio de 1 g/día (equivalente a la cantidad de potasio contenido en cinco porciones de fruta y verduras frescas) a 30 personas sin problemas evidentes de salud. Después de seis semanas la presión arterial de estas personas había descendido significativamente, comparada con el grupo que recibió un placebo:

- 7,60 mmHg en la presión sistólica.

- 6,46 mmHg en la presión diastólica.

Los investigadores llegaron a la conclusión de que el potasio baja la presión arterial eficientemente, tanto como la medicación antihipertensiva[4].

La prueba máxima: el DASH

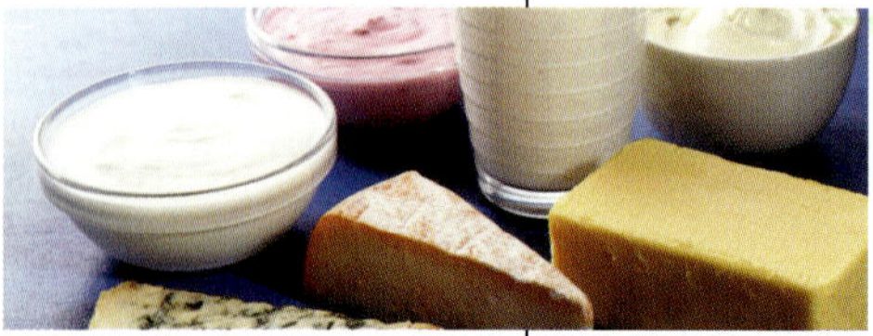

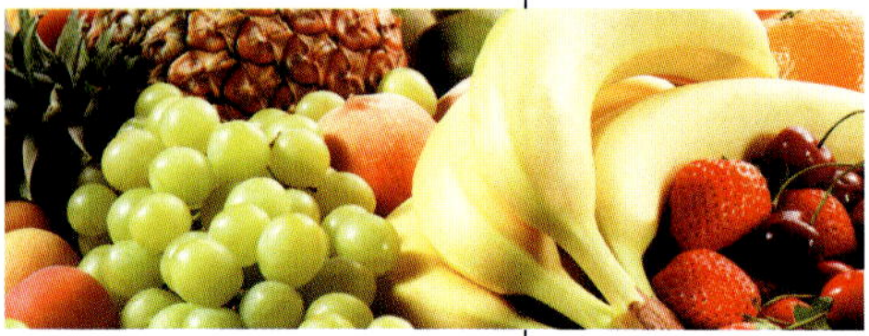

El estudio DASH ***[del inglés Dietary Approaches to Stop Hipertension, es decir Enfoques alimenticios para detener la hipertensión)*** **se puso en marcha para evaluar si un régimen alimenticio puede evitar la necesidad de medicación. Su éxito superó todas las expectativas.**

El estudo DASH analizó los efectos de la dieta en la presión arterial: 3 tipos de dietas se estudiaron en 459 adultos con tensión arterial normal o moderadamente elevada.

- El grupo de referencia siguió este régimen: 4 porciones de fruta o verduras y la mitad de una porción de lácteos cada día.

- El segundo grupo tomó 8,5 porciones de fruta y verduras, por tanto, un mayor contenido en potasio y magnesio, el resto del régimen era el mismo.

- El tercer grupo, llamado el grupo de "combinación", siguió un régimen compuesto de mucha fruta y verdura (10 porciones), productos lácteos desnatados, menos grasa saturada y menos colesterol.

El consumo de sal fue similar en los tres grupos, cerca de 3 g al día.

El régimen alimenticio es tan eficaz como la medicación

Comparado con el grupo de referencia, las personas del grupo con "dieta combinada" experimentaron un descenso de la presión arterial significativamente mayor que los del grupo con "fruta y verdura". ¡Es más, este régimen resultó tan eficaz en personas hipertensas como la medicación, tan costosa y, en ocasiones, peligrosa!

Un régimen sin sal para todos

Durante el seguimiento del estudio DASH los investigadores pidieron a 417 personas que variaran su consumo de sodio. Un grupo pasó a tomar 3,5 g de sodio al día, otro 2,3 g y el tercer grupo 1,2 g. Cuanto menor era el aporte de sal, mayor era el descenso de la presión arterial, incluso si ésta no era inicialmente elevada. Se consiguió que disminuyera en todos, independientemente de su edad, sexo o raza. El profesor Claude Lenfant, Director del American Nacional Heart, Lung and Blood Institute, en Bethesda (Maryland, EE.UU) comentó: "Podemos decir que la reducción del consumo de sal tiene efectos beneficiosos para todo el mundo, no sólo para las personas hipertensas".

La hipertensión en cifras

ESPAÑA

- Cerca de 8 millones de adultos españoles son hipertensos.
- Cuatro de cada 10 adultos de 35 a 64 años y 6 de cada 10 de entre 60 y 65 años son hipertensos.
- La hipertensión es responsable de 90.000 muertes al año en España, un 25% de de las producidas por enfermedad cardiovascular (primera causa de mortalidad en España).
- La incidencia en la población joven aumenta preocupantemente. Hace unos años la incidencia en este tramo de la población era de un 5% y hoy alcanza el 10%.

EUROPA

- La hipertensión afecta a 50 millones de europeos.
- Teniendo en cuenta a todos los grupos de edad, la incidencia de hipertensión es más elevada en Alemania (55%), seguida de Finlandia (49%), España (47%), el Reino Unido (42%), Suecia e Italia (38%).
- Según el estudio Monica, las cifras de presión arterial en Europa son generalmente inferiores en los países meridionales que en los del Norte y de la zona oriental.

Derrames cerebrales y ataques cardíacos

El aumento de la presión arterial es el principal factor de riesgo del derrame cerebral y de los ataques cardíacos, que son las dos causas de muerte más importantes en todo el mundo. ¿Podría ser el síndrome XXL un eslabón en la cadena?

Un derrame cerebral se produce cuando el flujo sanguíneo se encuentra con un obstáculo (coágulo de sangre o vaso sanguíneo roto) que dificulta su paso hacia las diferentes partes del cerebro. Privadas de oxígeno, las células nerviosas de la zona cerebral afectada no pueden trabajar y mueren a los pocos minutos. El daño es irreversible porque no se pueden reemplazar las células cerebrales muertas. Cuando el mismo problema ocurre en el corazón (vasoconstricción o formación de coágulos en las arterias coronarias), el resultado es un ataque cardíaco (infarto). El músculo cardíaco está dañado, y esta situación puede ser mortal.

Déficit de potasio, ¡cuidado, peligro!

Esta es la conclusión alcanzada por los investigadores del Queen´s Medical Center de Honolulu tras estudiar a 5.600 personas mayores de 65 años durante un período variable de años (de 4 a 8 años) en los Estados Unidos. Los investigadores midieron regularmente la concentración plasmática de potasio y el suministro de potasio alimentario. Al analizar los datos recogidos observaron que cuanto más baja era la concentración de potasio, en general en las personas en tratamiento con diuréticos, mayor era la incidencia de derrame cerebral. Las personas que toman poco potasio presentaron una tendencia similar.

El síndrome XXL promueve la formación de coágulos sanguíneos

La circulación de la sangre comienza en el corazón y desde él pasa a las arterias. Luego prosigue por un conjunto de pequeñas arteriolas que son las que penetran en nuestros tejidos. Por último, estas arteriolas terminan en los capilares. Los capilares son unos canales muy pequeños que se distribuyen por todos nuestros órganos y suministran sangre a los más recónditos lugares del cuerpo. Estos capilares son muy finos, tienen un **diámetro de 2 a 4 micras**. El plasma pasa con facilidad por los capilares, pero no pasa lo mismo con los glóbulos rojos, que tienen un **diámetro de 8 micras** y son más grandes que

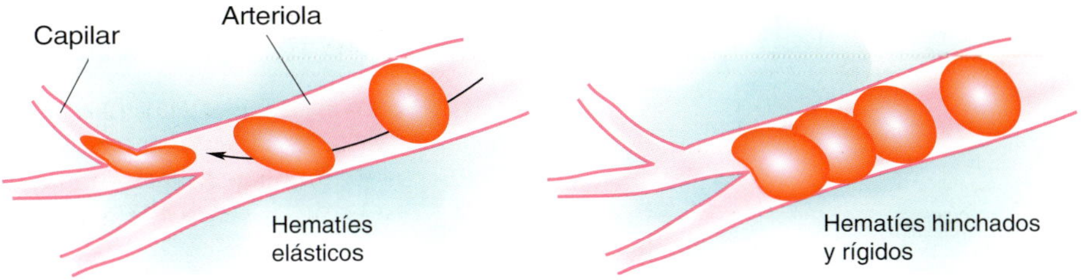

Para poder llegar a los capilares los hematíes deben ser muy flexibles

los capilares. Para poder entrar tienen que retorcerse y girarse. Está claro que son capaces de hacerlo, de lo contrario no podríamos existir. Sin embargo, ante un exceso de sal y un déficit de potasio, que son las monedas de intercambio celular, los glóbulos rojos se hinchan y se vuelven pesados; en esta situación, les es difícil o imposible entrar en los capilares. Por eso se forman pequeños coágulos que detienen la circulación de la sangre. Si esto sucede en el cerebro, da lugar a un derrame cerebral; si sucede en el músculo cardíaco, origina un ataque cardíaco.

El síndrome XXL reduce el diámetro arterial

Las células de las arterias están en contacto directo con la sangre que tiene un contenido de sodio importante. En una persona con el síndrome XXL, la bomba de Na/K no desempeña completamente su función. El sodio se acumula en las células. Se llenan de agua y se vuelven más turgentes. A medida que se van hinchando se va reduciendo el diámetro de las arterias y se detiene el flujo sanguíneo.

El exceso de sal favorece la aparición de derrames cerebrales

Aunque los chinos ya habían observado la triple relación que existía entre la ingesta de sal, la rigidez del pulso y los derrames cerebrales, fueron los estudios epidemiológicos los que lo demostraron. El más concluyente es el estudio INTERSALT, llevado a cabo en todo el mundo, según el cual, a mayor ingesta de sal, mayor presión arterial y mayor riesgo de padecer un ataque cardíaco o un derrame cerebral.

Pasteur sufrió en dos ocasiones un derrame cerebral. Al final de su vida, tenía paralizado el brazo derecho. Tanto el presidente Roosevelt como Stalin, que eran hipertensos, murieron de una embolia cerebral.

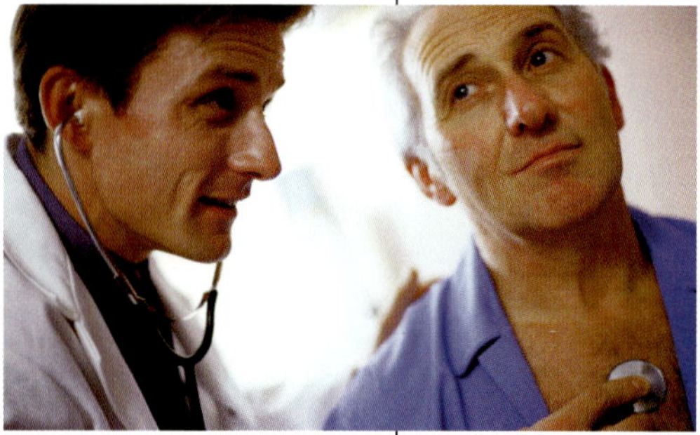

Insuficiencia cardiaca e hipertrofia ventricular izquierda

El intercambio de sodio y potasio desempeña un papel crucial en la contracción de las fibras musculares cardíacas. Cuando hay demasiado sodio e insuficiente potasio, el corazón sufre.

El corazón es un músculo que bombea sangre y la hace circular a través de los pulmones donde se oxigena y luego se distribuye por todo el cuerpo proporcionando a los diferentes órganos el oxígeno y los nutrientes necesarios para su metabolismo. Las células del corazón se contraen gracias al mismo mecanismo que las demás células musculares, debido al movimiento del sodio y del potasio a ambos lados de la membrana. Pequeños cambios en el cociente de potasio intracelular/extracelular pueden tener una influencia considerable en la generación de impulsos y en la contracción cardiaca. En estas condiciones, el síndrome XXL tiene consecuencias catastróficas: el enlentecimiento de la bomba de Na/K afecta al intercambio de sodio y potasio evitando que el corazón se contraiga adecuadamente (trastornos de la frecuen-

Insuficiencia cardiaca en cifras

ESPAÑA

- Se estima que en la población española existe una prevalencia de insuficiencia cardiaca de entre un 3-4% en los mayores de 45 años.
- La insuficiencia cardiaca origina en España 100.000 ingresos hospitalarios al año.

Europa

- Se calcula que en Europa hay 14 millones de personas con insuficiencia cardiaca.
- La incidencia de la insuficiencia cardiaca podría aumentar en un 70% para el año 2010.
- ¡En el año 2015 habrá 1,5 millones de personas afectadas en el Reino Unido!

cia cardiaca). Su capacidad de bombeo de sangre a los tejidos se reduce y no puede satisfacer las necesidades corporales. Esta es la insuficiencia cardiaca. Para compensar esta insuficiencia, se hipertrofian las células musculares del corazón en un intento de aumentar su capacidad de trabajo. Inicialmente, esta hipertrofia es beneficiosa, ya que permite hacer frente a una situación anormal, pero, finalmente, se convierte en una situación perjudicial que tiende a agravar la insuficiencia cardiaca. Es un círculo vicioso.

Hipertrofia ventricular izquierda

Los estudios epidemiológicos han revelado que las personas que siguen un régimen alimenticio con mucha sal presentan más frecuentemente hipertrofia ventricular izquierda, al margen de cualquier otra patología asociada. Algunos llegan incluso a la conclusión de que consumir sal es un factor tan decisivo en la aparición de la hipertrofia ventricular izquierda como la hipertensión. Los glóbulos rojos se hacen más grandes de lo normal, circulan mal en los capilares; el corazón debe esforzarse para conseguir que circulen y se hipertrofia.

¡Potasio para todo!

Algunos científicos sugieren que se deben dar sistemáticamente suplementos de potasio, aunque el nivel de potasio sanguíneo sea normal, a los pacientes que sufren una insuficiencia cardiaca congestiva (la que afecta a los ventrículos derecho e izquierdo)[7,8].

Potasio, magnesio, fósforo: el trío ganador

Las personas con insuficiencia cardiaca presentan muy a menudo cantidades pequeñas de magnesio. El magnesio es el segundo catión celular en importancia. Como el potasio, se encuentra en abundancia en todas las hortalizas. El magnesio es necesario para que funcione la bomba de Na/K: permite la provisión de energía (a través de la fijación del ATP (adenosín trifosfato) a la enzima). Una deficiencia de magnesio tiende a agravar el síndrome XXL: el medio intracelular tiene cada vez más sodio y menos potasio. Un gran número de estudios apoya la utilidad de los suplementos de magnesio para reducir el avance de la aterosclerosis, la agregación plaquetaria, el espasmo vascular y la hipertensión. La combinación del magnesio con potasio para el tratamiento preventivo o curativo de todas las enfermedades causadas por el síndrome XXL parece totalmente justificada. Es más, a medida que la bomba Na/K consigue energía del ATP, es más importante asegurar un suministro suficiente de fósforo, un mineral muy energético.

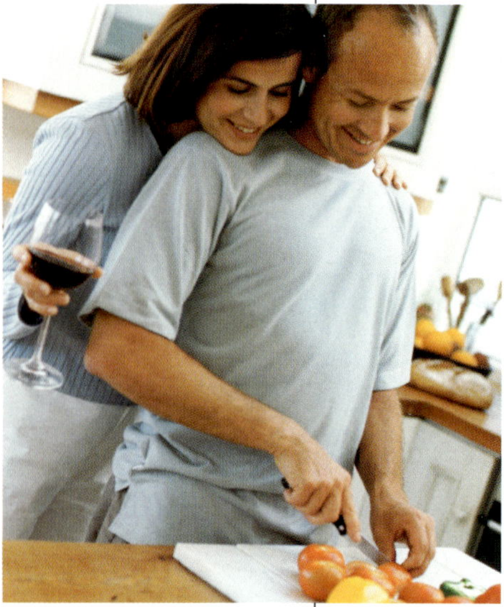

Malas noticias para las arterias

El exceso de colesterol es sensible a la oxidación por los radicales libres. Una vez oxidado, se acumula en las paredes arteriales y forma placas que pueden bloquear las arterias y originar un ataque cardíaco. ¿Podría el potasio desempeñar un papel en esta situación?

El potasio y la paradoja francesa

A pesar de que los franceses presentan los mismos factores de riesgo de mortalidad cardiovascular que sus vecinos europeos, su mortalidad vascular se encuentra entre las menores del planeta. Esta es la paradoja francesa, que según creen los investigadores se puede explicar por dos factores alimentarios: los ácidos grasos omega 3 y... el vino, posiblemente relacionado con su contenido en potasio (1 litro contiene 800 mg). Tomado con moderación (de uno a tres vasos al día), el vino reduce el riesgo de ataques cardíacos y derrames cerebrales. Los pacientes que siguen bebiendo vino después de un ataque cardíaco corren menos riesgo de presentar complicaciones vasculares.

Es fácil comprender por qué los pueblos que cultivan las vides, que recolectan uvas y que beben vino presentan mejor salud vascular que otros. ¿No es este también el origen del famoso régimen alimentario cretense: vino + hortalizas + sobriedad?

El colesterol es imprescindible

El colesterol es una molécula que pertenece al grupo de las grasas, pero que tiene una fórmula química diferente a la de los ácidos grasos. Es un esteroide. Tiene una doble procedencia: el hígado produce dos tercios a través de una larga serie de reacciones químicas en las que intervienen numerosas enzimas, la más importante de todas es la HMG-CoA reductasa. El resto proviene de los alimentos de origen animal.

El colesterol tiene muchas funciones. Se utiliza para sintetizar sustancias imprescindibles, como la bilis y las hormonas sexuales. Pero, sobre todo, es uno de los constituyentes de la membrana celular. Tiene una función estructural y se sitúa en la bicapa lipídica, entre las moléculas de fosfolípidos, formando el marco estructural de la membrana celular.

Cuando las células se hinchan por el exceso de sodio intracelular y la escasez de potasio, las propiedades mecánicas de la membrana varían. Como las membranas están sometidas a un incremento de presión, se vuelven más rígidas. El colesterol ya no tiene espacio suficiente para insertarse entre los fosfolípidos: regresa al torrente circulatorio, donde se oxida y favorece la formación de las placas de ateroma.

El potasio es el encargado de cuidar las arterias

Numerosos estudios, tanto in vitro como con animales, indican que un elevado consumo de potasio protege contra las enfermedades cardiovasculares. Varios estudios han demostrado que, en animales hipertensos, el potasio logra reducir los lípidos de la sangre y los vasos sanguíneos. De manera análoga, previene la adhesión de los macrófagos a la pared de la arteria. Los macrófagos son células especializadas, responsables de la eliminación del colesterol-LDL (colesterol malo). Lamentablemente, cuando este colesterol se oxida, los macrófagos lo depositan en las paredes arteriales en forma de grasas, contribuyendo así a formar las placas de ateroma. Como el potasio impide la adhesión de los macrófagos a la pared arterial, es capaz de disminuir las enfermedades cardiovasculares.

Otros estudios, realizados en animales, han revelado que el potasio podría reducir los depósitos de colesterol en la aorta.

Sal + azúcar + grasas: ¡un cóctel explosivo!

Los españoles consumimos cada vez menos productos alimenticios básicos frescos y utilizamos cada vez más la denominada comida rápida y los productos sumamente procesados. En unos pocos años, el consumo de bollería industrial y de pasteles ha aumentado alarmantemente. El consumo de bebidas gaseosas también aumenta progresivamente cada año. Los productos lácteos, con muchas grasas saturadas, han experimentado un incremento espectacular. Esta superabundancia de alimentos procesados, salados, endulzados y ricos en grasa favorece el desarrollo de enfermedades relacionadas con los factores alimentarios (nuestro síndrome XXL) como son las enfermedades cardiovasculares, la diabetes, el cáncer y la obesidad.

Menopausia: el comienzo de los problemas del corazón

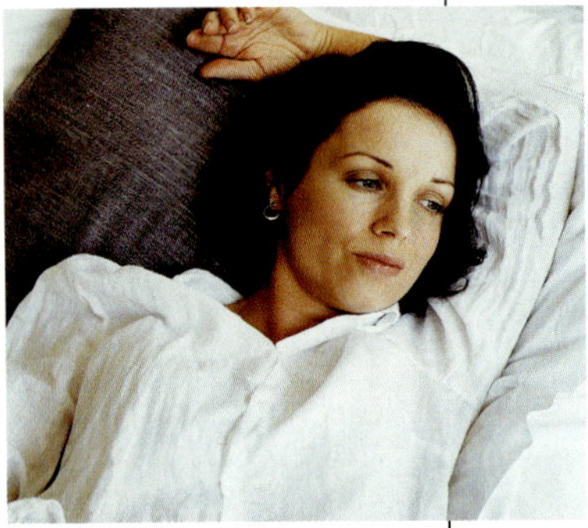

Aunque las enfermedades cardiovasculares son poco frecuentes en las mujeres menores de 50 años, la incidencia de este tipo de enfermedades se iguala a la del hombre diez años después de la menopausia. En las mujeres de más de 65 años, las enfermedades cardiovasculares son la principal causa de la mortalidad.

¿Por qué este cambio?

A la edad de cincuenta años dejan de trabajar los ovarios y cesa la secreción de hormonas femeninas. Las mujeres, además de la capacidad de reproducción, pierden el efecto protector ejercido, hasta entonces, por los estrógenos sobre el corazón y los vasos. Estas hormonas tienen un efecto beneficioso sobre los lípidos de la sangre y sobre el tono vascular. Veamos qué pasa con el estradiol, que es la hormona principal de este grupo. Tiene un efecto antioxidante, es decir, protege contra los radicales libres; también activa los canales de potasio. Al actuar sobre el tamaño de las células facilita la microcirculación, ya que reduce la resistencia a la circulación de glóbulos rojos. Por último, logra una importante relajación de las arterias y arteriolas coronarias.[10, 11, 12, 13]

Es asombroso que estas actividades "secundarias" de las hormonas femeninas nunca hayan

Lo que cambia en la menopausia

En las mujeres, a medida que disminuye la producción de estrógenos, aumentan las cifras de colesterol malo (LDL-colesterol) y de triglicéridos (más del 11%) y disminuye el colesterol bueno (HDL-colesterol) (en un 10%). También aumenta la presión arterial. De esta forma aumenta el riesgo cardiovascular, también aumenta el peso y hay cambios en la distribución de la grasa (localizándose preferentemente en el abdomen).

sido destacadas por las empresas farmacéuticas que venden estas hormonas, sin duda alguna porque estas actividades devaluarían a la hormona. Por otro lado, para nosotros, estas actividades "secundarias" nos resultan muy interesantes porque podemos reemplazarlas con productos basados en antioxidantes de origen vegetal que también activan los canales de potasio, como las isoflavonas y las saponinas de soja.

Como un eco del síndrome XXL

El síndrome XXL no interviene en la aparición de la menopausia, pero sí nos permite hacernos una buena idea de lo que acontece en el interior de los cuerpos femeninos en ese momento. Realmente, bastantes de los trastornos que presentan se relacionan con los que inician el síndrome XXL. La falta de estrógenos tiene el mismo tipo de repercusiones en las células que el exceso de sodio y la escasez del potasio. Durante mucho tiempo, la única respuesta de los médicos ha sido restituir las hormonas que desaparecían con hormonas sintéticas. Este es el objetivo de la famosa THS (Terapia hormonal sustitutiva). Lamentablemente, en los últimos años, numerosos ensayos clínicos realizados sobre un amplio número de pacientes indican que estos tratamientos no son inocuos y se pueden relacionar (en algunas ocasiones) con el cáncer de mama y con complicaciones cardiovasculares, lo cual ha creado cierta incertidumbre entre los ginecólogos.

Acometer la menopausia a través del síndrome XXL es un enfoque innovador y sumamente interesante ya que abre la puerta a nuevos tratamientos para ayudar a las mujeres durante este cambio sin complicaciones. Más adelante estudiaremos pormenorizadamente las alternativas más significativas y actuales a la THS (ver págs. 92-93). Entre ellas, se encuentra por supuesto, el potasio y además sustancias que se encuentran en las plantas y que son potentes activadores de la bomba de Na/K (isoflavonas de la soja).

Los sofocos: un problema de la microcirculación

Los sofocos son causados por la vasodilatación (es decir, un aumento del calibre de los vasos sanguíneos de la piel); que se acompaña de una sensación de calor en todo el cuerpo y de un enrojecimiento de la cara. ¿Cual es la causa de esta vasodilatación? En respuesta al descenso de estrógenos, el hipotálamo, una pequeña zona del cerebro encargada de la regulación de la temperatura corporal, reacciona como si hubiera un sobrecalentamiento corporal: ordena al sistema nervioso central que dilate los vasos sanguíneos periféricos y que se activen las glándulas sudoríparas para favorecer así la pérdida de temperatura. Desde hace poco tiempo se sospecha que hay un segundo mecanismo implicado: la disminución de los estrógenos podría tener una acción directa sobre las arteriolas de la piel, que provocaría su dilatación. El potasio podría limitar este efecto por medio de la activación de la bomba de Na/K.

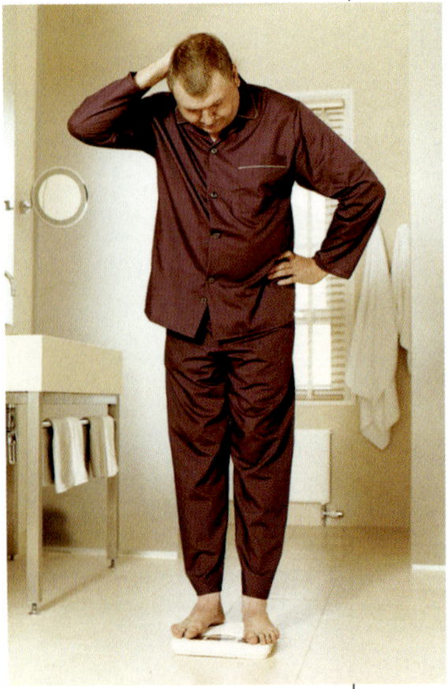

La obesidad, un problema de peso

La obesidad está avanzando a pasos agigantados. Los malos hábitos de vida, los alimentos hipercalóricos, el ejercicio físico insuficiente, las alteraciones genéticas... todos estos factores nos sitúan, probablemente, en el escenario de la obesidad, pero ninguno de ellos podría causar una epidemia de este tipo por sí solo...

La sal promueve la absorción de los azúcares

Uno de los grandes peligros de la sal es que favorece la absorción de azúcar. Si no hubiera sal en el interior del intestino no se absorbería la glucosa, o se haría en cantidades muy pequeñas.

Primer efecto perjudicial del sodio: estimula la asimilación de la glucosa en el intestino. Esto se descubrió hace pocos años: la glucosa se absorbe por las células epiteliales del intestino utilizando un cotransportador que, cuando absorbe una molécula de glucosa, hace pasar dos iones de sodio al mismo tiempo. Este cotransportador se conoce como SGLT1. La glucosa pasa luego a la sangre mediante difusión pasiva. Posteriormente, se transforma en glucógeno que se almacena en hígado y músculo o se transforma en grasa y se almacena en los adipocitos (células de almacén de las grasas) (*ver diagrama en pág. 21*). Se puede observar inmediatamente que cuanto más sodio hay —se sabe que la sal es cloruro sódico (NaCl) que en disolución da lugar a Cl^- y a Na^+ en el intestino— más moléculas de azúcar se unen al sodio y, en consecuencia, más glucosa se absorbe. Los diabéticos, más que nadie, deben ser muy cuidadosos con la cantidad de sal que ingieren.

Del mismo modo, cuantos más hidratos de carbono tomamos, más glucosa hay en el intestino y más sal se absorbe. Este círculo vicioso tiene efectos terribles sobre nuestra salud.

La sal bloquea el metabolismo de las células, y éstas almacenan más que consumen

El segundo efecto perjudicial que tiene la sal, cuando se combina con una escasez de potasio, es su acción general sobre el tamaño de las células. Las células que contienen demasiado sodio se tornan turgentes y se hinchan. Como hemos visto a través de numerosas observaciones, el aumento del volumen de las células aumenta la actividad anabólica (con lo que aumentan las reservas y dismimuye la actividad celular) (ver págs. 24-25). Cuando las células se hinchan y se vuelven turgentes, debido al exceso de iones de sodio que aumentan la presión osmótica (y debido a una falta de potasio para expulsar ese sodio), dejan de trabajar adecuadamente e intentan reducir por cualquier medio su presión osmótica interna para limitar la entrada de agua.

¿Cómo lo logran? Reduciendo el número de moléculas disueltas en su líquido intracelular al sintetizar moléculas grandes, que son las moléculas de reserva. Por ejemplo: la unión de 50 moléculas de glucosa origina una grande de glucógeno. En vez de 50 moléculas disueltas, hay sólo una. Del mismo modo, 25 aminoácidos forman una proteína, lo cual, en cuanto a la presión osmótica, cuenta como 1 en vez de 25.

Por lo tanto, al reducir el número de moléculas disueltas, las células bajan su presión osmótica y crecen menos. La otra cara de la moneda es que la célula pasa a un estado de almacenamiento y consume poca energía. Esta situación origina un aumento de peso y una evidente falta de energía en todo el cuerpo, un efecto que experimentan con frecuencia los obesos, que muy a menudo se sienten cansados.

Si queremos perder peso, tenemos que quemar calorías, producir energía y disminuir el volumen de nuestras células proporcionándoles más potasio.

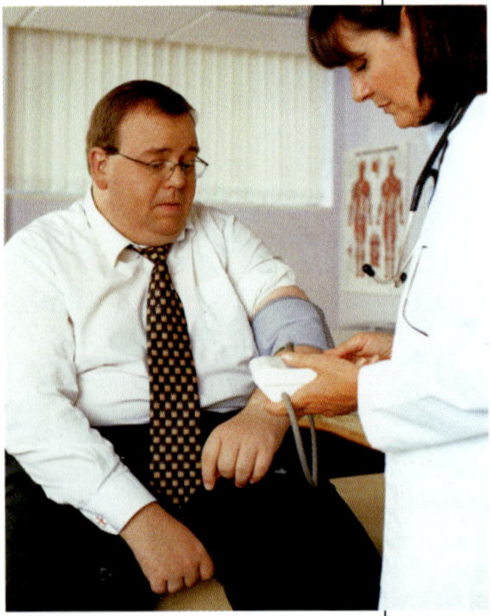

Obesidad: el síndrome XXL en el banquillo

El síndrome XXL orquesta el aumento de peso como un maestro. Participa en todos los niveles del proceso: en primer lugar, estimula el almacenamiento de grasas, como acabamos de ver, luego disminuye el gasto de energía. En estas condiciones, la resistencia es difícil. Ineludiblemente, la música suena en la dirección equivocada.

Una enfermedad en toda regla.

La obesidad es una enfermedad. Una vez que se establece, evoluciona hacia el desarrollo de complicaciones cardíacas y vasculares. Favorece la resistencia a la insulina, que luego conduce a la diabetes. En las articulaciones, el exceso de peso es la causa de artrosis y dolores articulares.

La ecuación del problema

A diario, el 70% de nuestro gasto energético se debe al metabolismo basal. Este gasto se corresponde a lo que consumimos cuando no estamos haciendo nada. Es esencial para asegurar el funcionamiento cardíaco, renal, la respiración, el funcionamiento cerebral y para mantener la vida de todas las células corporales. Otro 15% del gasto de energía se utiliza para la actividad física (cada movimiento precisa energía) y el último 15% se usa en la termogénesis: necesitamos energía para producir calor y mantener el cuerpo a una temperatura constante.

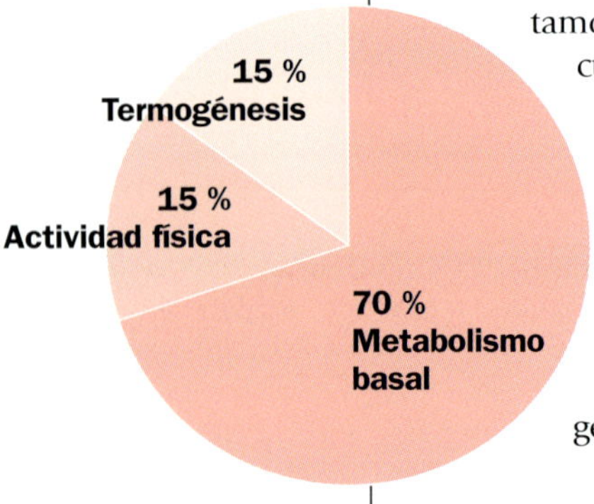

El síndrome XXL disminuye el gasto de energía

A través de muchos estudios llevados a cabo sobre los canales iónicos, hemos comprendido mejor cómo trabajan las células y cómo funciona su equilibrio energético. Esto ha permitido a los investigadores saber que la bomba de Na/K interviene en el 20-50% del metabolismo basal de las células. Como hemos visto, el metabolismo basal es esencialmente el que controla el gasto de energía (el 70% del gasto energético). Al disminuir el trabajo de esta bomba, el síndrome XXL reduce directamente este gasto. A medida que la balanza de energía va fallando, los kilos se van acumulando.

Los obesos sufren el síndrome XXL

Los investigadores han observado que, en los obesos, la actividad de la bomba de Na/K de los glóbulos rojos es, por término medio, un 22% menor que la de las personas que tienen un peso normal. Los investigadores también han encontrado una concentración de sodio en el interior de estas células superior a lo normal.[14]

Para perder peso, por consiguiente, es necesario reactivar todas estas células y conseguir que reinicien el consumo de calorías. Con la ingesta de potasio aumenta la actividad de la bomba de Na/K y el sodio se expulsa de las células. Al mejorar la función de la bomba, también se consumen mejor los nutrientes.

UN PROBLEMA EN ESPAÑA

- La mitad de la población en España tiene exceso de peso.
- En mayor porcentaje predomina el sobrepeso (un 38%) y aumenta progresivamente la obesidad (un 15% en la población adulta).
- La tasa de obesidad infantil en España se ha doblado en los últimos 10 años (afecta a un 12% de la población infantil)

También en el resto de Europa

Según una encuesta llevada a cabo por la Asociación Europea para el Estudio de la Obesidad, en la Unión Europea un 10-20% de los hombres y un 10-25% de las mujeres son obesos.

El 8% del gasto sanitario en la U.E. —cerca de 42 billones de euros— se destina al tratamiento de las enfermedades relacionadas con la obesidad.

Inglaterra: Alrededor de dos tercios de los ingleses tienen sobrepeso u obesidad, el aumento de la obesidad es superior al 400% en los 25 últimos años.

Francia: : Un 32% de la población tiene sobrepeso y un 11% es obeso. El 18% de los niños de entre 6 y 9 años tienen sobrepeso y un 3,8% es obeso - casi cuatro veces más que en 1960.

Alemania: Dos tercios de la población masculina y cerca de la mitad de la población femenina tienen sobrepeso u obesidad. Cerca del 8% de los niños y adolescentes son obesos.

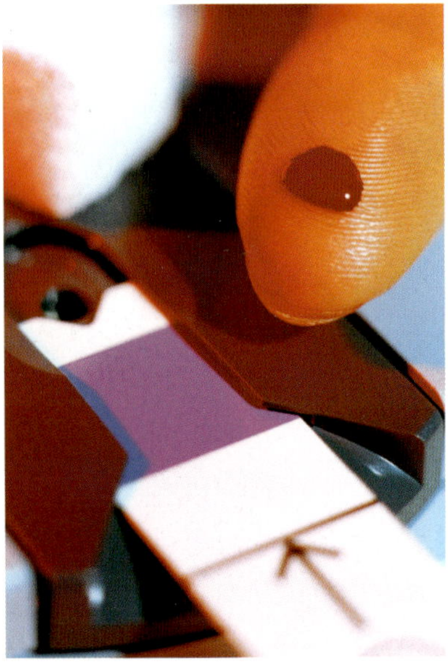

Una epidemia galopante: la diabetes

En 1995 había en el mundo 135 millones de personas con diabetes tipo 2. Se calcula que esta cifra se duplicará en el 2015. Al igual que la obesidad, la diabetes está aumentando considerablemente, y nos encontramos en una situación epidémica sin precedentes. ¿Podría ser el síndrome XXL, en parte, responsable de esta plaga?

La diabetes no insulino dependiente, conocida como diabetes tipo 2, es una enfermedad grave por las complicaciones que origina. Va progresando muy lentamente en el organismo, por este motivo se detecta tarde, por lo general después de los 50 años. La diabetes es el resultado de un trastorno en el metabolismo de los azúcares y se define por una glucemia en ayunas superior a 1,26 g/l.

El síndrome XXL favorece el aumento de la glucemia

1- En el intestino, el exceso de sal activa la absorción de glucosa.
La molécula de glucosa es transportada al interior de la célula intestinal a través de una proteína de canal acompañada de dos iones de sodio. Este cotransporte es tanto más eficiente cuanto mayor es la presencia simultánea de la sal y la glucosa. En efecto, la sal aumenta la afinidad de la proteína de canal por la glucosa. Por tanto, a mayor cantidad de sodio en el intestino, mayor será la absorción de moléculas de glucosa y mayor su presencia en la sangre.

2- Llega un momento en el que las células hinchadas son incapaces de absorber glucosa de la sangre.
El bloqueo metabólico afecta al metabolismo de todos los nutrientes que son cotransportados con el sodio. Primero, y ante todo, a la glucosa. Demasiada sal en la alimentación significa demasiada glucosa y sodio en las células. Si falta potasio, la bomba

de Na/K no puede eliminar el sodio y las células hinchan de agua. Con el metabolismo bloqueado, dejan de captar glucosa. La glucemia comienza a subir.

Cuando hay escasez de potasio, aparece la intolerancia a la glucosa

Algunos investigadores han sometido a personas sanas a un régimen alimenticio pobre en potasio. Después de ocho días, la concentración total de potasio corporal había disminuido enormemente. Tras una comida con un gran contenido en azúcar, la cantidad de glucosa metabolizada fue notablemente inferior en comparación a la registrada cuando la concentración de potasio corporal era normal. Parte de la glucosa permaneció en la sangre.[15]

El daño químico causado por la glucosa

Las mayores complicaciones de la diabetes derivan de la glucosilación de la hemoglobina en los hematíes. El exceso de glucosa promueve que ésta se fije a los eritrocitos, a este proceso se denomina glucosilación. Los eritrocitos se tornan menos flexibles lo que origina alteraciones en la microcirculación capilar, especialmente en la retina, los riñones y las extremidades. También se puede glucosilar la insulina, que se vuelve inactiva. Esto explicaría, en parte, la resistencia a insulina.

La prueba de los diuréticos

Los estudios sobre diuréticos respaldan la hipótesis según la cual la intolerancia a la glucosa deriva de una escasez de potasio. Estos medicamentos, al promover la eliminación del agua con la orina, producen una pérdida de potasio y... la aparición de intolerancia a la glucosa. Este efecto es reversible. Cuando se administra potasio junto con diuréticos, esta intolerancia se ve en parte corregida.[16]

Demasiada sal favorece la resistencia a la insulina

Esta afirmación se ha demostrado tanto en el hombre[17] como en varios experimentos realizados con animales. Los investigadores han demostrado que si administran a las ratas un régimen con mucha sal, tras varias semanas aparece en ellas una situación de resistencia a la insulina (disminución de la acción de la insulina, hormona que induce a las células a captar glucosa). Resulta interesante comprobar que si se agrega potasio a su alimentación, disminuye la resistencia a la insulina en los músculos, el hígado y en todo el cuerpo. Los investigadores llegaron a la conclusión de que la administración de suplementos de potasio podría ser un medio eficaz de prevenir la resistencia a la insulina.[18, 19, 20]

Una concatenación de trastornos nerviosos

De todos nuestros tejidos, el sistema nervioso es el más sensible al trabajo de la bomba de Na/K, ya que es el sitio del impulso nervioso que se transmite mediante los movimientos de los iones de sodio y potasio por los canales de la membrana plasmática.

Cuando el potasio falla, también lo hace el estado de ánimo.

El déficit de potasio se asocia a menudo con tristeza, con oscilaciones del estado de ánimo y con un sentimiento de no estar sano. La concentración de potasio en las células de las personas con depresión es inferior a la de las personas con buena salud mental. De manera análoga, se han encontrado concentraciones de potasio cerebral bajas después del suicidio.

Entre 1936 y 1952 Holding y Huxley llevaron a cabo una importante investigación con neuronas de calamar, sobre los canales de potasio demostrando que el sistema nervioso sólo funciona gracias a la bomba de Na/K. Por lo tanto, se entiende que las consecuencias del síndrome XXL para el sistema nervioso pueden ser catastróficas.

El impulso nervioso no se limita a impulsos eléctricos que se propagan por todo el cuerpo. En algunos lugares, para poder seguir su camino, las señales eléctricas se transforman en señales químicas, que luego vuelven a transformarse en impulsos eléctricos. Esto es lo que sucede en el cerebro con las neuronas. Estas células necesitan mensajeros químicos (neurotransmisores) para comunicarse, porque no están en contacto directo unas con otras, sino que las separa un pequeño espacio llamado sinapsis. Cualquier disfunción de la bomba de Na/K afecta a la neurotransmisión y causa alteraciones como la ansiedad, la depresión y otros trastornos de conducta.

Dos alteraciones de la neurotransmisión: la depresión y el síndrome bipolar

La aparición de estos trastornos depende del grado de deficiencia en el funcionamiento de la bomba de Na/K. Si la bomba sólo se ve afectada moderadamente, la excitabilidad de la membrana aumenta, de igual forma que lo hace la emisión de los mensajeros químicos. Esto es lo que origina las alteraciones maníaco-depresivas o los trastornos bipolares[21]. En el siguiente grado (con la bomba de Na/K muy inhibida), se altera la transmisión de señales eléctricas y se produce una disminución de la emisión de neurotransmisores, pudiendo dar lugar a la depresión[22]. Cuando esta disminución afecta a la serotonina, la dopamina o la noradrenalina, que son los principales mediadores del estado de ánimo, predominan la tristeza y el pesimismo.

Es interesante señalar que los trastornos bipolares se tratan actualmente con litio, un metal que pertenece a la misma familia química que el potasio y el sodio y que puede actuar de forma parecida al potasio sobre la bomba de Na/K. El problema del litio es que es difícil de manipular, ya que la dosis tóxica se encuentra muy próxima a la dosis terapéutica. Creemos que, en estas enfermedades nerviosas, el litio podría reemplazarse fácilmente por el potasio.

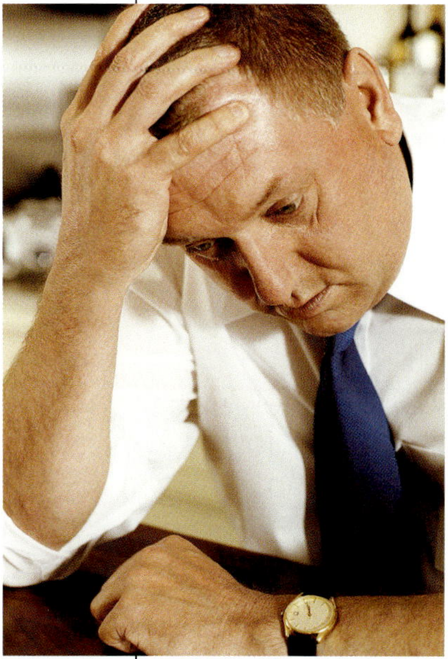

El síndrome bipolar

Este trastorno se caracteriza por la alternancia de episodios maníacos y depresivos. La manía, en el sentido psiquiátrico, es exactamente lo contrario a la melancolía. El término manía no tiene nada que ver con el significado usual de la palabra. Igual que la melancolía es triste y sombría, la manía es festiva. Una persona maníaca piensa que es el mejor, el más generoso, el más inteligente, el más rico, el más fuerte. Los pacientes en un estado maníaco se caracterizan por su efusividad, pensamiento rápido y una menor necesidad de reposo.

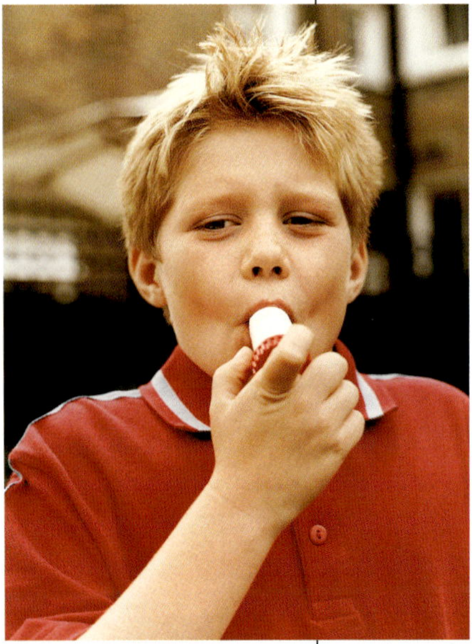

Las vías respiratorias expuestas al asma

El síndrome XXL debilita las vías respiratorias, haciendo a las personas más propensas al asma.

En una persona sana, los bronquios permanecen lo bastante abiertos como para permitir que la inspiración y la expiración se realicen libre y cómodamente, sin ningún esfuerzo particular. En las personas que padecen el síndrome XXL, las vías respiratorias se irritan fácilmente. Las propiedades mecánicas de las vías respiratorias se modifican debido al enlentecimiento de la bomba de Na/K. La contractilidad del tejido muscular liso de los bronquios se deteriora. En el siguiente estadio, aparecen los ataques de asma. El bloqueo metabólico de las células hace que se hinchen las paredes de los bronquios, reduciendo el calibre de las vías respiratorias y disminuyendo el flujo del aire inspirado y expirado. La respiración se dificulta. La persona siente presión en el tórax y falta de aliento.

Implicación de la sal

El primero en implicar a la ingesta de sal en el mecanismo de producción del asma fue un médico inglés, Peter Burney, en un estudio realizado en 1987. Sus investigaciones fueron seguidas y confirmadas por otros equipos que demostraron que la ingesta de sal causaba hiperreactividad bronquial y empeoraba los ataques de asma[24].

La incidencia del asma es, por consiguiente, superior en las personas que tienen un elevado consumo de sal, sea cual sea su edad o sexo, y tanto en personas del medio urbano como en las del medio rural.
Más importante aún es que cuando se reduce la ingesta de sal en los asmáticos de 10 g a 5 g al día, se observa una mejoría de los síntomas. Los ataques son menos frecuentes. Los pacientes necesitan menos medicación.

¿Puede ser beneficioso el potasio?

Un estudio llevado a cabo en Suecia indica que lo es. Treinta y cinco asmáticos siguieron un régimen vegetariano durante un año: fruta y verduras **frescas** a voluntad, nada de carne, leche o huevos, ningún plato precocinado y nada de sal o azucar añadidos. Su régimen alimenticio contenía, por tanto, mucho potasio y poco sodio. Al final del estudio, el 92% de los participantes reconocieron que su asma había mejorado enormemente. Otro estudio llevado a cabo en Inglaterra con niños confirmó estos buenos resultados.

Una planta útil para los asmáticos: *Desmodium adscendens*

Esta planta se usa actualmente en Ghana para tratar los ataques de asma. Los investigadores han analizado sus diferentes constituyentes y han estudiado su modo de acción. Descubrieron que esta planta contiene saponinas que son unos potentes activadores del canal de potasio (el más eficaz conocido hasta la fecha). Al promover el intercambio de potasio en cualquiera de los lados de la membrana celular, estas moléculas favorecen la relajación del tejido muscular liso de los bronquios y facilitan la respiración. Dichos compuestos también se encuentran en la soja en cantidades superiores al Desmodium.

Cada vez más asmáticos

El asma, conocida desde la antigüedad, está experimentando un aumento preocupante. Según la OMS, el número de asmáticos ha aumentado un 50% cada diez años en los últimos 30 años. Se cree que hay 150 millones de personas afectadas en todo el mundo.
En España un 5% de la población adulta y un 10% de la infantil está afectada.
Hay un paralelismo entre el ascenso del asma mundial y la ingesta elevada de sal y deficiente en potasio. Esta es la piedra angular del Síndrome XXL.
Se calcula que, en todo el mundo, los costes relacionados con el asma superan a los costes relacionados con la tuberculosis y el SIDA juntos.

Sal y cáncer: las pruebas

La sal está implicada en gran medida en las enfermedades digestivas. El exceso de sal no sólo significa exceso de sodio, sino también de cloro (10 g de sal contiene 4 g de sodio y 6 g de cloro) y el cloro es igual de peligroso que el sodio.

El cloro se excreta en la mucosa gástrica para formar el ácido clorhídrico en el estómago que nos permite digerir los alimentos. Lamentablemente, un exceso de cloro conduce a una acumulación de ácido clorhídrico. Los jugos gástricos, muy ácidos, dañan la mucosa que protege al estómago. En esta situación pueden aparecer úlceras y, en el peor de los casos, cáncer de estómago.

El cáncer de estómago y la sal: una estrecha relación

El estudio INTERSALT[26] reveló que el cáncer de estómago es muy común en las poblaciones que conservan sus productos alimenticios en sal. Estos cánceres del estómago se acompañan a menudo de derrames cerebrales que, según hemos visto, se asocian al consumo excesivo de sal. En estos mismos países, cuando la incidencia del derrame vascular disminuye al mejorar el tratamiento de la hipertensión, la del cáncer de estómago no lo hace.

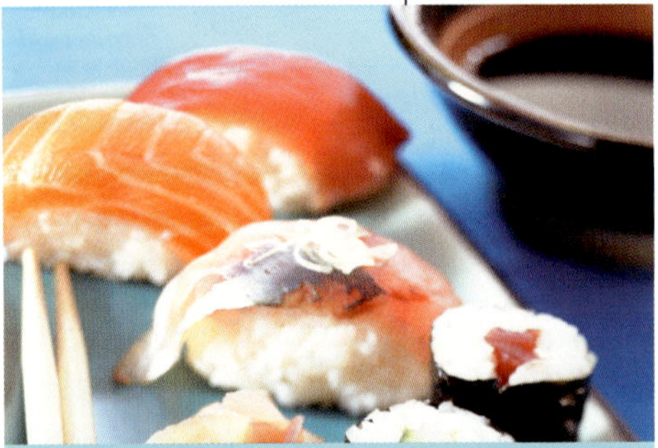

Exceso de sal y estómago: ¡problemas!

En el sudeste asiático la incidencia del cáncer de estómago varía considerablemente de un país a otro. Hay cinco veces más cáncer en Vietnam que en Tailandia. Los investigadores querían saber cuál, dentro de sus modos de vida, podría ser la causa de una diferencia tan amplia. Al final de su estudio, el factor de riesgo que aparecía en el primer lugar de la lista era la elevada ingesta de sal. Parecía aumentar el riesgo de cáncer de estómago en un 80%.[28]

Las frutas y las verduras proporcionan protección

No se ha estudiado la eficacia del potasio como factor protector contra el cáncer y las úlceras del estómago, como se ha hecho en otras enfermedades relacionadas con la sal, pero se sabe que un régimen alimenticio con abundancia de frutas y verduras y, por lo tanto, de potasio, protege contra las enfermedades degenerativas del aparato digestivo.

Un estudio sueco a gran escala reveló una relación inversa entre el consumo de frutas y verduras y la incidencia del cáncer de estómago. Se siguió la pista a once mil gemelos (mismo genotipo, por consiguiente, riesgos innatos equivalentes) durante 35 años. Al final de este estudio de larga duración, se constató que el riesgo de padecer cáncer de estómago iba en relación inversa al consumo de frutas y verduras. Los que comieron pocas frutas y verduras presentaban un riesgo cinco veces superior de contraer un cáncer digestivo[27]. ¿Se puede atribuir todo el beneficio sólo al potasio? Probablemente no, porque también hay que tener en cuenta los efectos de la vitamina C y el licopeno, una sustancia anticancerosa que se encuentra en particular en los tomates, pero esto no detracta en nada los méritos del potasio ya que posee una función de importancia capital en muchos fenómenos celulares.

Prevención del cáncer

En su libro: "*Naissance de la médecine prédictive*" ("*El Nacimiento de la Medicina Predictiva*"), Jacques Ruffié[30] escribe que los casos de cáncer en los países desarrollados han aumentado debido a los cambios en el régimen alimenticio: menos cereales y hortalizas verdes y más bistec y patatas fritas. También apunta que los cánceres disminuyen en proporción al consumo de fruta y hortalizas ricas en vitaminas antioxidantes. Se suele olvidar que las hortalizas y las frutas contienen un alto porcentaje de potasio y que es éste en realidad el que tiene la responsabilidad principal en la prevención del cáncer, al reequilibrar el metabolismo de las células.

El cloro: un carcinógeno

El cloro se usa mucho en la industria del tratamiento del agua para asegurar su buena calidad microbiológica. Pero da lugar a ciertos compuestos de los que se sospecha que, a largo plazo, podrían propiciar la aparición de ciertos tipos de cánceres, en particular el de vejiga. Investigadores españoles acaban de analizar los resultados de ocho estudios epidemiológicos. Éstos concluyen que las personas que bebieron durante varios decenios agua con compuestos clorados, tienen mayor riesgo de padeder cáncer de vejiga, por término medio en un 20-30% por encima de la media. En los hombres este aumento puede llegar al 40%.[28]

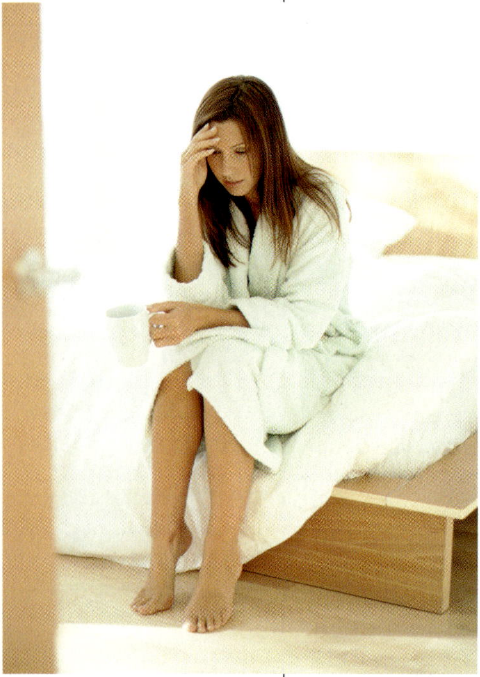

Fatiga y falta de energía: pensemos en el potasio

Cuando las células están en un estado de bloqueo metabólico, desaparece la energía. ¡Compruebe su nivel de potasio!

Si gran parte de sus células no están asimilando una cantidad suficiente de nutrientes debido a un exceso de sodio y una falta de potasio, ¿cómo van a poder estar en buena forma y proporcionar la energía que el cuerpo necesita para moverse y reaccionar? Sería un auténtico logro. Cuando el síndrome XXL se establece, las células musculares se contraen mal, las células nerviosas están exhaustas y usted se siente cansado, desganado y vacío. En definitiva le envuelve una oleada de cansancio.

El síndrome de fatiga crónica: una cuestión de potasio

La escasez de potasio es el denominador común en un buen número de situaciones de fatiga. Un estudio reciente reveló que las personas que sufren el síndrome de la fatiga crónica tienen una concentración total de potasio corporal considerablemente menor (hasta un 10% inferior) que las personas que están en buena forma. Con niveles de potasio sanguíneo normales, esta concentración reducida afecta esencialmente al medio intracelular. Recuerde que un 90% del potasio está dentro de las células, en especial en el músculo (el 40% del total), el hígado y los glóbulos rojos. Según los mismos investigadores, al restaurar el estado de potasio, mejora el nivel de energía de los pacientes. Esto fue lo que descubrieron cuando administraron a estas personas una medicación que les permitía retener el potasio (espironolactona, un diurético de sodio ahorrador de potasio).

¡Deportistas, vigilen estrechamente su concentración de potasio!

El potasio es muy decisivo en la práctica del deporte, la recuperación y el desarrollo de los músculos. Desempeña un papel básico en la excitabilidad y la capacidad contráctil del músculo. Estos dos parámetros dependen de la buena función de la bomba de Na/K. Si ésta muestra signos de debilidad de cualquier tipo (síndrome XXL), se ve afectada la excitabilidad y disminuye la fuerza muscular. No se puede negar que esto tiene repercusiones en el rendimiento de los deportistas. Por este motivo, es importante para ellos asegurarse de que están tomado la cantidad de potasio necesaria antes practicar cualquier esfuerzo físico sostenido.

¿Qué es el síndrome de fatiga crónica?

Esta enfermedad se identificó por primera vez en 1988 y se calcula que un 2% de las personas que se quejan de fatiga crónica la padecen. Se sienten exhaustos al enfrentarse a las tareas más comunes de la vida diaria. El enfermo no es depresivo. La alegría de vivir está allí y le encantaría hacer todo tipo de cosas pero la actividad más leve lo deja exhausto durante varios días.
Una alimentación rica en potasio tendrá repercusiones muy positivas en el control de esta enfermedad.

¡La bomba de sodio y potasio es lo que nos mantiene en marcha!

Cuando la actividad de la bomba de Na/K se reduce a causa de la ouabaína, una molécula capaz de unirse a estas bombas y que las impide funcionar, la fatiga muscular aparece antes. Y al contrario, su aparición es más tardía cuando las bombas están estimuladas[32].
Conclusión: para estar en buena forma, vigile sus niveles de potasio.

La osteoporosis y los huesos quebradizos: una cuestión de pH

Hay muchos factores que favorecen la aparición de la osteoporosis: la falta de actividad física, el consumo de alcohol y tabaco, la menopausia. Pero el exceso de sodio y la deficiencia de potasio contribuyen enormemente. El síndrome XXL sigue golpeando...

Una cuestión de pH

Para que las células funcionen de manera adecuada, el pH intracelular debe mantenerse dentro de unos límites estrechos (6,8-7,2). Éste se encuentra regulado por los intercambios iónicos de la membrana y en particular, por un intercambiador, la bomba de Na/H, que contrarresta la acidificación del medio intracelular: cuando deja un ión Na+ expulsa un protón H+. Sin esta bomba, la célula acumularía protones y el pH descendería de manera considerable (por debajo de 6). Pero éste no es el único problema: su funcionamiento depende de manera directa, desde el punto de vista de la energía, del funcionamiento de la bomba de Na/K. Si ésta funciona a cámara lenta, la bomba de Na/H se vuelve, de forma inevitable, menos eficiente. Cuando este desajuste afecta a un gran número de células, como ocurre en el síndrome XXL, se produce la **acidosis**.

¿Qué es el pH?

El químico sueco Arrhenius descubrió un método para calcular la acidez o la basicidad de una solución acuosa.

Si ponemos un ácido en una solución, por ejemplo, ácido clorhídrico (HCl), se divide en los iones Cl^- y H^+.

Por otro lado, si ponemos productos básicos en una solución, por ejemplo, NaOH, sosa cáustica, se forman iones Na^+ y OH^-. El ión OH^- es responsable de la basicidad y combinado con H^+ forma agua: $OH^- + H^+ = H2O$.

- Si hay tanto H+ como OH-, la solución no es ni ácida, ni básica, sino neutra.
- Cuantos más iones H^+ haya en la solución, más ácida será ésta. Arrhenius estableció una escala que va del 0 al 14. Cuanto más bajo sea el pH, más ácida será la solución:
  - De 0 a 7, el número de iones H+ disminuye hasta 0
  - 7 es la solución neutra
  - por lo tanto, de 7 a 14, la solución es cada vez más básica.

El pH ideal para la vida es 7,2, ligeramente básico. Si el suyo se vuelve ácido, tendrá problemas de salud.

Consecuencia de la acidosis: los huesos se vuelven quebradizos

El potasio es el mineral alcalino más importante en el cuerpo. Cuando se toma sal en exceso, el potasio, su moneda de intercambio en las células, se vuelve deficitario. Para restaurar el equilibrio acidobásico, el cuerpo, se ve obligado a hacer uso de otro catión alcalino, el calcio, que toma de sus reservas, es decir, del esqueleto. El síndrome XXL favorece la resorción ósea y hace los huesos quebradizos[33].

El potasio destierra el espectro de la osteoporosis

Nuestros antepasados paleolíticos tenían unos huesos perfectamente sanos. No ingerían sal y sobre todo, tomaban casi tres veces más potasio que nosotros.[34]

Los estudios realizados sobre nuestros contemporáneos revelan que las personas que comen suficientes frutas y hortalizas tienen la orina alcalina y mejor densidad ósea que los que consumen pocas[35]. Recientemente, el estudio estadounidense DASH ha aportado una prueba de que aumentar el consumo de potasio en detrimento del sodio, mejora la salud ósea. Los investigadores pidieron a 186 adultos que modularan su consumo de sodio: 3,5 g/día durante un mes, luego 2,3 g/día el mes siguiente y al final 1,2 g/día; la mitad de estas personas estaban también siguiendo la dieta DASH (un régimen alimenticio abundante en fruta y hortalizas y productos lácteos aligerados y, por consiguiente, también en potasio, magnesio y calcio). Al medir diferentes parámetros del metabolismo óseo, los investigadores concluyeron que la dieta DASH redujo de manera significativa la resorción ósea, que la reducción de la sal disminuyó la eliminación urinaria de calcio y que estas dos medidas tenían efectos beneficiosos complementarios sobre la salud ósea.[36]

La sal, la ladrona de calcio

Cuanta más sal se absorbe, más calcio se elimina en la orina: por cada 6 g de sal absorbida, se eliminan 40 mg de calcio. Por lo tanto se ha calculado que una mujer posmenopáusica que redujera su ingesta de sal de 10 a 5 g al día mejoraría su densidad ósea en la misma proporción que si aumentara su ingestión de calcio en 1.000 mg[38]. Pero también las niñas deben tener cuidado con la sal. Cuando comen alimentos salados, eliminan más calcio y, por lo tanto, comienzan a usar sus reservas óseas a una edad muy temprana. Hay que comenzar a prepararse para tener huesos fuertes desde la infancia[39].

Huesos más fuertes gracias a la administración de suplementos de potasio

En las mujeres posmenopáusicas, la administración de suplementos de bicarbonato de potasio mejora el equilibrio de calcio y fósforo, aumenta la renovación ósea y ralentaliza la resorción. Un estudio de Sebastian A[37] ha demostrado la utilidad del bicarbonato de potasio.

Toda esa sal le envejece

El potasio es el mineral más importante del cuerpo. Es vital para las células, tan vital como el agua y el aire. Pero a diferencia de estos dos elementos, no hay ningún síntoma cuando sus niveles están bajos. Por ello, el daño comienza silenciosamente, una cosa conduce a la otra y terminamos envejeciendo antes de tiempo.

El exceso crónico de sal y la deficiencia de potasio aceleran el envejecimiento.

Los investigadores han observado una relación directa entre el declive relacionado con la edad y la actividad de la bomba de Na/K40: a medida que pasan los años, estas bombas se tornan menos eficaces. Las células dejan de funcionar, una tras otra, se acumulan grasas y azúcares, los nutrientes esenciales no se canalizan ni se usan tan bien. En una palabra: nos hacemos viejos. Aquí reaparece el tema principal de este libro: en cuanto el funcionamiento de la bomba de Na/K flaquea, todo va mal. Un signo muy claro de la mala función de esta bomba es que con la edad es más fácil ganar peso y hay una mayor tendencia a desarrollar diabetes tipo 2.

El cuerpo, ya no es lo que era

Una de las principales características del envejecimiento es la pérdida de masa muscular. Empieza a ser evidente a partir de la edad de 30 años en los hombres, con posterioridad en las mujeres y el proceso se acelera bajo la presión del síndrome XXL. Al favorecer la acidosis, el exceso de sal y la escasez de potasio crónica favorecen la pérdida de tono muscular. Lo mismo ocurre con el esqueleto. El síndrome XXL acarrea una disminución de la reserva ósea y muscular.

Potasio contra las pérdidas de orina

Teniendo en cuenta todas las edades, un tercio de las mujeres experimenta pérdidas de orina, en general, ocasionales. Después de los 65 años, esto le sucede a una de cada dos. A medida que se avanza en edad, la capacidad de distensión de la vejiga disminuye y sus contracciones involuntarias se vuelven más frecuentes, lo que provoca incontinencia urinaria. Al movilizar la bomba de Na/K, el potasio parece relajar las fibras musculares de la vejiga y, por lo tanto, reducir la necesidad apremiante de orinar.

Fallos de memoria

Al envejecer, cambia el sistema nervioso. El riego cerebral no es tan bueno como antes. La comunicación entre las células ya no es tan eficaz. La tasa del impulso nervioso disminuye (de un -10 a un -30%) a partir de los 50 años de edad. De igual manera, decrece el número de neuronas. La mayoría muere, el mayor efecto se produce sobre la capacidad nemónica. Ocho de cada diez personas mayores se quejan de trastornos de la memoria, situación que empeora con el síndrome XXL.

• **El síndrome XXL reduce el flujo sanguíneo cerebral.** Las células vasculares están en el contacto directo con la sangre rica en sodio. En una persona que padece el síndrome XXL, estas células absorben agua y se inflaman. Los vasos se vuelven rígidos, su diámetro se reduce y el riego cerebral no es tan bueno.

• **Enfermedad de Alzheimer: ¿Una deficiencia de la bomba de Na/K?** La enfermedad de Alzheimer, cuyo origen todavía se desconoce, es el resultado de la presencia en el cerebro de lesiones asociadas con una pérdida considerable de neuronas. La aparición de la enfermedad de Alzheimer se asocia con una disminución del flujo sanguíneo cerebral y una disminución del consumo de oxígeno y glucosa en algunas zonas del cerebro. Estos dos factores pusieron a los investigadores sobre la pista de la bomba de Na/K y el síndrome XXL. Si algunas neuronas funcionan a cámara lenta e incluso mueren, es muy probable que aparezca una deficiencia de la bomba. Ésta es la tesis mantenida por los investigadores que han observado una reducción significativa de la actividad de estas bombas en la corteza cerebral en los enfermos de Alzheimer comparados con personas sanas de la misma edad[41].

¡Para disfrutar una vida larga y saludable, proteja sus células reduciendo de manera significativa el consumo de sal comiendo más fruta y hortalizas. Además puede recurrir a los suplementos de potasio.

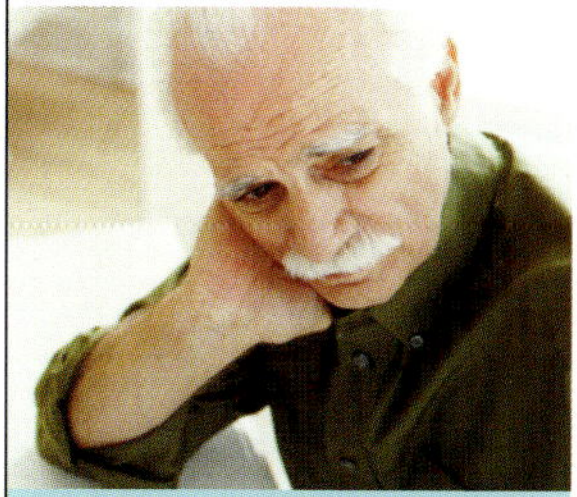

Alzheimer: la amenaza

La enfermedad de Alzheimer está ocasionada por la degeneración de las neuronas que regulan la memoria y las funciones mentales. Por lo general, esta enfermedad incurable se convierte en demencia, es decir, deterioro físico y mental unido a pérdida de la independencia. En la mayoría de los casos, la enfermedad aparece alrededor de la edad de 70 años. En España son 400.000 las personas afectadas por esta enfermedad, aunque los médicos calculan que existe una cifra oculta de pacientes no atendidos por el sistema sanitario.

Se estima que en Europa hay más de 4,7 millones de pacientes con enfermedad de Alzheimer. Merece la pena destacar que afecta más a las mujeres que a los hombres (3,5 millones frente 2,1 millones).

Su salud está en sus propias manos

Después de este largo viaje a través de nuestras células, su composición, su contenido en potasio y después de haber tomado conciencia de los peligros del exceso de sodio, ahora tenemos que controlar el problema.

¿Qué debe hacerse para mantener una buena salud y evitar todas las enfermedades y molestias del síndrome XXL?

- **Regla 1:** evitar tomar demasiada sal en los alimentos sabiendo cómo reconocer la cantidad de sal escondida.
- **Regla 2:** mejorar su nivel de potasio, es decir, comer alimentos en los que abunde el potasio o tomar cápsulas de potasio, evitando el cloruro de potasio en la medida de lo posible porque el cloro es tan peligroso como el sodio.
- **Regla 3:** facilitar el funcionamiento de la bomba de sodio y potasio al recurrir, como lo hizo el hombre prehistórico cuando vivía entre plantas salvajes, a los activadores vegetales del canal de potasio. Actualmente, estos activadores se encuentran en un buen número de plantas medicinales.

Una mención especial para la fitoterapia

Las plantas medicinales tienen un efecto intenso sobre el síndrome XXL porque todas contienen entre un 5 y un 10% de potasio además de flavonoides y saponinas en mayor o menor medida.

A medida que se ha ido descubriendo más sobre los canales de sodio y potasio se ha conocido la importancia de la fitoterapia.

Habrá que volver a repasar la farmacología de la fitoterapia o la forma en la que actúan las plantas para mejorar la salud.

Revisión de los activadores del canal de potasio

• Muchos estudios[42] muestran que los **flavonoides** son activadores de la bomba de sodio y potasio. Promueven el funcionamiento de las células y sus funciones vitales. Las plantas medicinales contienen muchos flavonoides. Por eso, muchas de ellas poseen actividad farmacológica. Por ejemplo:
- **espino albar** en las enfermedades cardiovasculares
- **hoja de olivo** para la hipertensión
- **rusco** para la microcirculación y problemas de piernas pesadas
- **castaño de indias** contra las varices y la insuficiencia venosa.

• Un segundo tipo de sustancias que activan los canales de potasio: **las saponinas**.
Las saponinas contenidas en la planta *Desmodium adscendens* y en la soja han demostrado sus efectos en el tratamiento del asma, los problemas de microcirculación y algunas enfermedades intestinales como el síndrome del colon irritable. Así, son las saponinas del **mate** las que, al activar los canales de potasio, facilitan la pérdida de peso. Son también las de la **hiedra** y el **gordolobo** las que, al estimular esos mismos canales, facilitan la eliminación del moco bronquial, calman la tos irritativa y mejoran los síntomas de la bronconeumonía obstructiva crónica.

• Otras muchas sustancias, como las **isoflavonas de la soja** asociadas con las saponinas, también tienen la propiedad de activar los canales de potasio y se usan para los trastornos relacionados con la menopausia y muchas otras dolencias.

Las plantas medicinales son los primeros remedios que hay que utilizar en el síndrome XXL. Todas ellas contienen potasio y numerosos activadores de la bomba de Na/K: flavonoides, saponinas y otros muchos compuestos vegetales.

Cómo optimizar su nivel de sodio y la ingestión de potasio

Ahora que es consciente de los beneficios, en términos de salud, que se pueden derivar de conseguir un equilibrio mejor entre el sodio y el potasio, la pregunta que surge es cuánto y cómo. En otras palabras, ¿cuál es el cociente potasio/sodio (K/NA) óptimo y cómo se puede alcanzar?

De vuelta a los orígenes

Durante miles de años, el hombre comió alimentos que no contenían mucho sodio y sí mucho potasio. El Dr. Boyd Eaton (Universidad de Atlanta, Georgia) ha creado varios modelos de régimen alimentario prehistórico, que han sido confirmados en los pueblos cazadores y recolectores de épocas recientes. En lo referente al consumo diario, un indio yanomano del Amazonas, que se alimenta casi en exclusiva de plantas, absorbe de 20 a 300 mg de sodio y 3 g o más de potasio. Un régimen alimentario omnívoro como el de un Bushman del Kalahari o el de un habitante de Papua Nueva Guinea contiene entre 900 y 1.400 mg de sodio sin reducir la cantidad de potasio que sigue siendo 3 g.[44]

Niveles alimenticios de sodio y potasio en el Paleolítico Superior y en la actualidad en EEUU

Minerales (mg)	Paleolítico	Actualidad
Sodio	600	4 000
Potasio	7 000	2 500
Proporción de potasio/sodio	12	0,6

En la dieta del Paleolítico Superior abundaba mucho más el potasio y mucho menos el sodio. El cociente alimentario K/NA entre el Paleolítico y la actualidad se ha dividido por 20. Sin embargo, desde el punto de vista genético, no nos diferenciamos del hombre de Cromañón. En nuestros días, nos encontramos en una situación completamente opuesta a la de los primeros humanos, cuyos riñones tenían que retener sodio debido a su escasez y excretar potasio, disponible en abundancia.

Aunque parece difícil regresar al régimen alimentario del hombre prehistórico, nuestra salud mejoraría enormemente si al tiempo que **reducimos la ingestion de sal aumentamos la de potasio**, hasta que nuestro cociente alimentario K/NA fuera al menos igual a 1. Según algunos expertos, el cociente óptimo sería, en realidad, 5/1. Para que las bombas de NA/K funcionaran como es debido, para devolver las células a su tamaño normal y recuperar toda su energía, deberíamos ingerir 5 veces más potasio que sodio, para lograr un cociente superior a **10/1** dentro de las células.[45]

No es necesario prescindir de la sal en las comidas para reducir el riesgo de padecer enfermedades cardiovasculares, diabetes, osteoporosis, para estar en buena forma y envejecer bien. Se trata tan sólo de reducir su consumo en la medida de lo posible y, sobre todo, y esto es más fácil de conseguir, aumentar la cantidad de potasio que tomamos para reestablecer el cociente biológico óptimo de sodio y potasio.

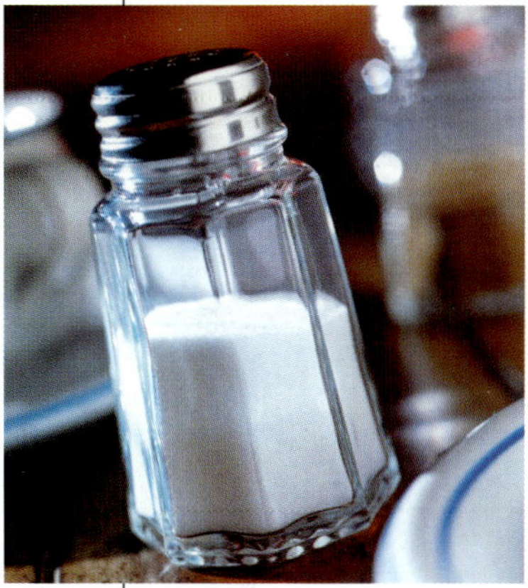

Los españoles y la sal

El consumo medio de sal en España está en torno a los 10-14 g/diarios, es decir, casi el 50% más de lo recomendado tradicionalmente en las dietas antihipertensivas.

Es importante destacar que el sodio se utiliza en muchos alimentos como conservante. Por ejemplo, los alimentos enlatados, los precocinados y los embutidos llevan sodio, aunque no los notemos salados. Esto es debido a que el sabor salado lo proporciona la combinación de sodio y cloro (sal común), cuando se usa sólo sodio, no da sabor salado a los alimentos.

Un dato: Reducir el consumo de sal en 6 g, que en España sería reducir el consumo de sal a la mitad, reduciría la presión arterial sistólica unos 2mmHg.

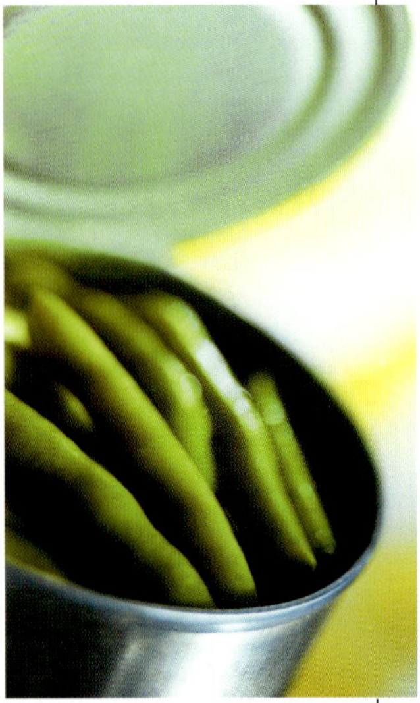

Cómo tomar menos sal con los alimentos

Con un poco de juicio y esfuerzo, la reducción del consumo de sal está al alcance de todos. Al principio, todo es cuestión de hábito pero al final, verá que lo hace porque le gusta.

Pero disminuir la cantidad de sal que tomamos no es tan sencillo como parece porque el problema no es el salero que hay en la mesa sino la sal "escondida" en los alimentos industriales y que representa entre el 70 y el 80% de la sal que absorbemos. Es un conservante excelente, refuerza el aroma y mejora el sabor y la apariencia de los alimentos. Por este motivo, está en todas partes, incluso en lugares tan inesperados como el chocolate, las galletas, el yogur, los postres lácteos, las bebidas gaseosas, etc. Los responsables principales de la vectorización de la sal son el pan, los productos de panadería, la charcutería, las sopas, los quesos, las comidas precocinadas, las pizzas, las tartas saladas, los pescados, los mariscos, la carne, las aves de corral, los condimentos y las salsas.

Para tomar menos sal en sus alimentos, el sentido común le exige que coma menos productos industriales con un alto contenido en sal y que aumente el consumo de los productos frescos, cocine en casa y tenga cuidado con la sal.

La sorpresa de los alimentos en conserva

Cada 100 g	Potasio (mg)	Sodio (mg)
Judías verdes crudas	243	4
Judías verdes cocinadas	240	3
Judías verdes en corserva	107	307

¿Dónde se esconde la sal?

Sal contenida de forma natural en los alimentos: 10%

Sal añadida al cocinar o en la mesa: 15%

Sal añadida durante el procesamiento industrial: 75%

Cuidado con los productos aligerados

Han invadido literalmente las estanterías del supermercado. Por desgracia, para conseguir que estos alimentos sean más sabrosos, se agrega sal con generosidad.

Algunos trucos para reducir el consumo de sal

• Abandone el hábito de añadir sal a todo lo que come. Al principio, los alimentos le parecerán insípidos, pero a medida que pase el tiempo, sus papilas gustativas se acostumbrarán. Redescubrirá el verdadero sabor de los alimentos y con ello, el placer de comer. Es más, luego evitará de forma espontánea los alimentos demasiado salados. No tiene más que seguir sus instintos.

• Reemplace la sal por otros condimentos como el ajo, el perejil, el apio, la cebolla, el tomillo, una mezcla de finas hierbas o la pimienta. Por otro lado, evite la mostaza (contiene mucha sal) y otros muchos condimentos industriales (cubitos de carne o de pollo, salsas precocinadas, ketchup, aderezos para ensaladas ya preparados).

• Limite el consumo de productos de charcutería, platos precocinados, conservas, pescado ahumado, patatas fritas, galletas saladas, semillas oleaginosas secas, tostadas y saladas.

• Lave las verduras en conserva para eliminar toda la sal que sea posible.

• Evite añadir sal al agua de cocción de la pasta, el arroz o las hortalizas.

• No acostumbre a sus hijos a comer alimentos demasiado salados porque los hábitos alimenticios se inculcan en la niñez y son difíciles de modificar una vez que se alcanza la edad adulta.

¿Cuánto sodio necesitamos?

Las necesidades del adulto se estiman entre 500 y 1.500 mg de sodio al día. Esta cantidad se satisface con unos 2 g de sal al día.

Fuentes de sodio

Alimentos muy salados	Sodio (en mg)
Chacinas (100 g)	1 000-2 000
10 aceitunas (30 g)	600-900
1 porción de quiche (130 g)	680
1 loncha de jamón ahumado (40 g)	640
1 loncha de jamón cocido(40 g)	560
30 g de cereales, 1 bollo relleno de chocolate (80 g)	350-400
1 porción de queso curado (30 g)	330-350
1 porción de queso de roquefort (15 g)	240
1 loncha de salmón ahumado (20 g)	240
1 rebanada de pan blanco (30 g)	150
1/2 litro de leche	220

Como la fórmula de la sal es el cloruro de sodio con un 40% de sodio y un 60% de cloruro, 1.000 mg de sodio equivalen a 2.500 mg de sal.

Potasio para mis células

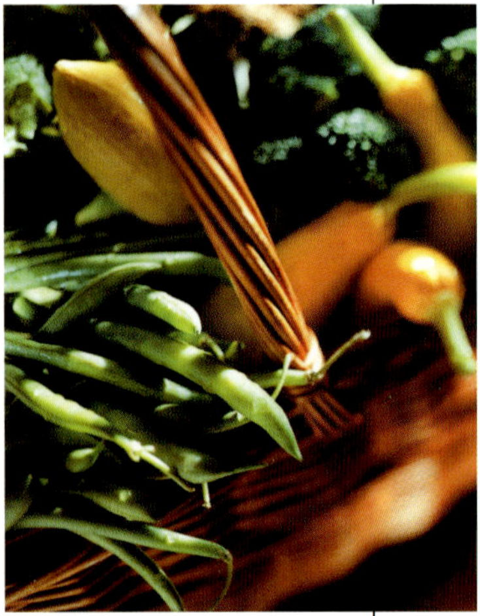

Las frutas y las verduras son nuestra principal fuente de potasio. Por este motivo, deberían ocupar el primer lugar en nuestro régimen alimentario.

¿Cuánto potasio necesitamos?

A diferencia de las vitaminas, no hay ninguna cantidad diaria de potasio recomendada porque se encuentra en numerosas fuentes. Sin embargo, en vista de la magnitud de los problemas de salud relacionados con el consumo excesivo de sal y alimentos industriales, en detrimento de los productos frescos, los servicios de salud estadounidenses acaban de publicar el informe de un estudio en el que se establece la cantidad adecuada de potasio para cada grupo de edad.[46]

Consumo de potasio recomendado en g/día

	Edad	Hombre	Mujer
Bebés	0-6 meses	0,4	0,4
Bebés	7-12 meses	0,7	0,7
Niños	1-3 años	3,0	3,0
Niños	4-8 años	3,8	3,8
Niños	9-13 años	4,5	4,5
Adolescentes	14-18 años	4,7	4,7
Adultos	19 y más	4,7	4,7
Mujeres embarazadas	-	-	4,7
Mujeres que amamantan	-	-	5,1

Según los autores, 4,7 g es la cantidad mínima de potasio que un adulto debe ingerir todos los días para reducir el riesgo de padecer una enfermedad crónica.

Consejos para cocinar

Evite sumergir las hortalizas en agua hirviendo. Esto hace que el potasio se disuelva en el agua de cocinar; se pierde cerca del 30% de potasio. Tome las hortalizas asadas o fritas usando la técnica "stir fry". Así conservarán todo el potasio.

¿Dónde podemos encontrarlo?

Sus fuentes son muchas y muy variadas ya que este mineral es el constituyente principal de las células de los animales y de las plantas. Aunque la carne, los productos lácteos y los cereales contienen potasio, pueden, por norma general, acidificar el organismo. Por consiguiente, es mejor aumentar el consumo de hortalizas y frutas.

- **Frutas y verduras** a voluntad**:** de 2 a 4 piezas de fruta y de 3 a 5 porciones de hortalizas al día. Las mejores fuentes de potasio (por 100 kcal) son las verduras verdes y frondosas (como, las espinacas y la lechuga), los tomates, los pepinos, los calabacines, las berenjenas, las calabazas y las hortalizas de raíz (zanahorias, rábanos, nabos).
- **Redescubra las almendras, avellanas y otros frutos secos.** Son ricos en fibra y contienen ácidos grasos beneficiosos (ácidos grasos insaturados) y son una fuente excelente de potasio.
- **Tome fruta más a menudo, los reacios pueden tomar zumo de fruta,** aunque contiene menos potasio (elija fruta bien madura, lícuela y bébase el zumo en seguida). Al comprar, elija zumos de fruta 100% naturales, sin azúcar añadido.

Contenido de potasio (mg/100g)

Grasas	0
Azúcar	0
Huevos	128
Pan blanco	132
Leche	150
Frambuesas, zarzamoras, melocotones	220
Kiwis, cerezas, grosellas, uvas	280
Pan integral	350
Alcachofas	350
Carne de bobino	370
Albaricoques, coco	380
Cerdo	390
Chocolate	400
Pescado	400
Setas	420
Pavo	490
Carne de ternera	500
Aguacate fresco	522
Espinaca fresca	529
Patata al horno	536
Rábano	554
Plátanos	600
Perifollo fresco	600
Dátiles	670
Nueces	690
Lentejas	700
Cacahuetes tostados	710
Almendras	800
Ciruelas secas	950
Plátanos secos	1150
Judías blancas secas	1450
Albaricoques secos	1520
Cacao en polvo	1920
Pimientos rojos	2000
Vino (mg/litro)	780

Potasio en forma de sal o en cápsulas

Si usted tiene alguna dificultad para seguir la regla de tomar 5 piezas de fruta y verduras al día, hay suplementos de potasio que permiten alcanzar las concentraciones deseadas.

Suplementos de potasio

Cuando el régimen alimentario no proporciona las cantidades adecuadas de potasio, se puede recurrir a la administración de suplementos. Las cápsulas que contienen potasio en forma de bicarbonato están disponibles en las farmacias.

En las personas sanas, una ingesta de potasio alimentario mayor a la asignación diaria recomendada no supone ningún peligro ya que su exceso se elimina con la orina. Los suplementos son, por consiguiente, seguros.

¿Quién debe tomar un suplemento de potasio?

Aparte de para prevenir las enfermedades cardiovasculares y óseas, hay algunas situaciones especiales que requieren la administración de suplementos de potasio. ¿Toma algún medicamento contra la hipertensión? Pregúntele a su médico si debería tomar un suplemento de potasio: algunos reguladores de la hipertensión arterial (no todos) aumentan la eliminación de potasio. Éstos se recomiendan a las personas que se someten a tratamientos largos con corticosteroides o antibióticos (como la penicilina). Los deportistas y los trabajadores manuales también pueden beneficiarse de su uso.

Vigile su magnesio

Para corregir la deficiencia de potasio, es esencial tener un buen nivel de magnesio. Sin él, las células no pueden retener el potasio.

El magnesio es el segundo catión intracelular en importancia. Al igual que el potasio, abunda en todas las hortalizas. El magnesio desempeña un papel clave en el equilibrio iónico de la membrana. Es necesario para que funcione la bomba de NA/K porque le permite proveerse de energía (fijación de ATP a la enzima).

La deficiencia de magnesio es frecuente

Nuestra alimentación debería suministrar todo el magnesio necesario. Sin embargo, la dieta que seguimos en la actualidad está lejos de cubrir los requisitos. Según el estudio de SU.VI.MAX realizado en Francia con la participación de 5.000 personas, un 77% de las mujeres y un 72% de los hombres tomaban una cantidad de magnesio inferior a la tasa diaria recomendada (360 mg para las mujeres adultas, y 420 mg para los hombres).

Hay varias razones que explican estas deficiencias. La dieta actual está compuesta por muchos alimentos procesados, en detrimento de los productos vegetales. Es más, el estrés engendra mecanismos fisiológicos que consumen mucho magnesio.

Fuentes de magnesio

Fruta y verduras
Los anacardos son especialmente ricos en magnesio: 252 mg/100 g

Cápsulas de carbonato de magnesio, se venden en farmacias o **cápsulas de calcio-magnesio (dolomita)** (duplican los niveles de calcio y carbonato de magnesio).

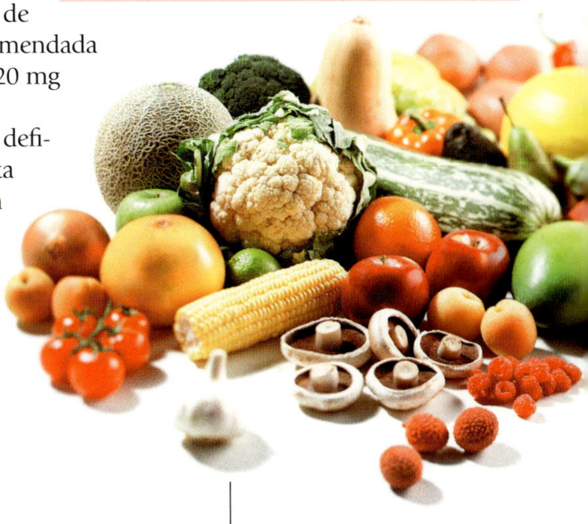

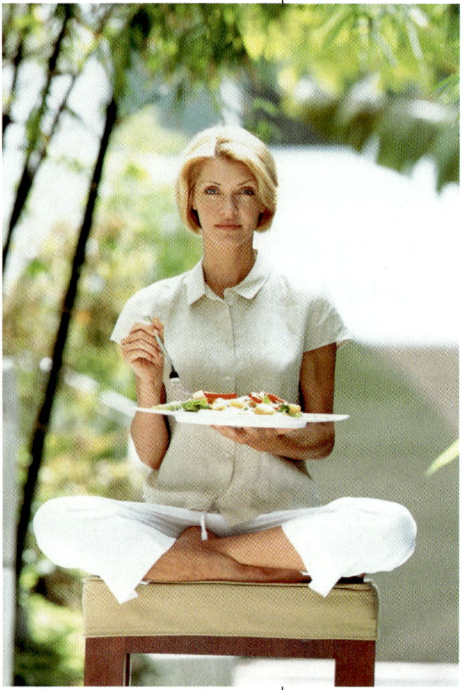

Ácido-básico: un equilibrio crucial

El potasio es beneficioso para el equilibrio acido-básico del cuerpo pero todo depende de los iones que lo acompañan.

El régimen alimentario suministra hidrógeno (ácido) o iones de bicarbonato (básico). Dependiendo de cuál de estos dos elementos predomine, la sangre es más o menos ácida. La acidez excesiva de la sangre puede aumentar el riesgo de padecer osteoporosis (leer pág. 58), diabetes, aterosclerosis, hipertensión y algunos cánceres.

Pretender aumentar la ingestión de potasio contrarresta el desequilibrio acidobásico inducido por la dieta moderna. Por este motivo, elija las frutas y verduras que proporcionan bicarbonatos y dé preferencia a una sal con potasio o un suplemento de potasio en forma de bicarbonato.

Bicarbonato, la clave del equilibrio

Los alimentos que aumentan la acidificación son la carne, la leche, el queso y los cereales. En nuestros días seguimos un régimen alimenticio muy ácido, no sólo porque las proteínas de origen animal y los cereales desempeñan un papel muy importante en él, también, y de forma primordial, porque comemos pocos alimentos alcalinos capaces de neutralizar ese contenido ácido. ¿Cuáles son estos alimentos alcalinos beneficiosos? Frutas y verduras ricas en potasio, porque el potasio que contienen se encuentra en forma de bicarbonato o citrato. A pesar de que el régimen alimentario en el paleolítico, comparado con el nuestro, contenía una proporción alta de proteínas de origen animal (35% o incluso más), era, no obstante, muy básico porque la cantidad de hortalizas, raíces y frutos secos que comían los hombres primitivos era también muy superior.

Es interesante señalar que en las plantas, el potasio rara vez aparece unido al cloruro. El cloruro de potasio (KC1), encontrado en algunas sales de régimen alimentario y en la mayoría de los suplementos de potasio, no tiene las propiedades "antiácidas" del bicarbonato potásico. Es, por consiguiente, menos útil. Es más, como ya hemos visto en las pág. 54-55., el cloro es tan peligroso para la salud como el sodio (NA).

Tres consecuencias del desequilibrio ácido-básico

Debido a nuestros errores alimentarios, padecemos en general un estado de desequilibrio ácido-básico, con una tendencia a ser más ácido que lo normal. Esta acidez tiene repercusiones importantes en nuestra salud.

• Favorece la osteoporosis. Para restaurar el equilibrio ácido-básico, nuestro cuerpo extrae calcio del esqueleto. Así nos descalcificamos, y como consecuencia, aparece la osteoporosis. Tomar bicarbonato de potasio, para combatir la acidez, permite evitar que los huesos se vuelvan quebradizos.

• Favorece el crecimiento de la levadura en el intestino y, en las mujeres, en la vagina. Remedio: basificar tomando bicarbonato de potasio, comiendo verduras y frutas en abundancia y evitando acidificar los alimentos como la carne y el queso.

• Muchos ensayos clínicos han indicado que la acidificación de la sangre favorece la inflamación de las vías respiratorias y las reacciones asmáticas[47]. El exceso de sodio facilita la acidificación, mientras que el exceso de potasio la combate. Hemos explicado en este libro que el potasio y los activadores del canal de potasio (saponinas, polifenoles) expulsan el sodio de las células y basifican la sangre. Ésta es la razón por la que las saponinas de la soja ofrecen resultados positivos para el asma.

Otros benefactores: los ácidos grasos omega-3

Los ácidos grasos poliinsaturados omega-3 desempeñan un papel crucial para nuestro organismo. Hacen que las membranas celulares sean más fluidas. Esta fluidez es necesaria para las células y, entre otras cosas, para la bomba de NA/K.

Estos ácidos grasos forman parte de la composición de las membranas de todas las células y su presencia es decisiva para su fluidez. Las membranas celulares están constituidas por fosfolípidos, denominados también lecitina. Cuantos más omega-3 haya en estos fosfolípidos, más fluidas serán nuestras membranas.

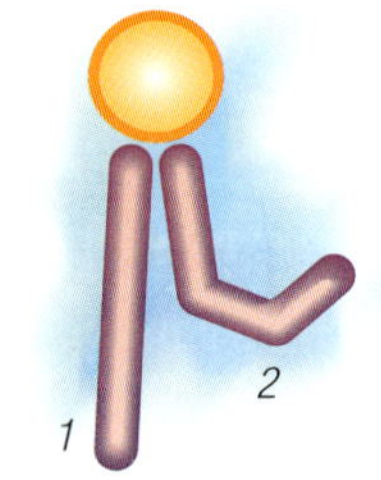

Los fosfolípidos poseen dos ácidos grasos en 1 y 2. En 1, el ácido graso siempre es saturado recto y rígido En 2, es saturado o insaturado dependiendo de los ácidos grasos que consumamos.

Los fosfolípidos formados por ácidos grasos saturados constituyen una estructura de membrana densa y rígida. Por el contrario, los fosfolípidos de ácidos grasos poliinsaturados constituyen una estructura fluida y flexible.

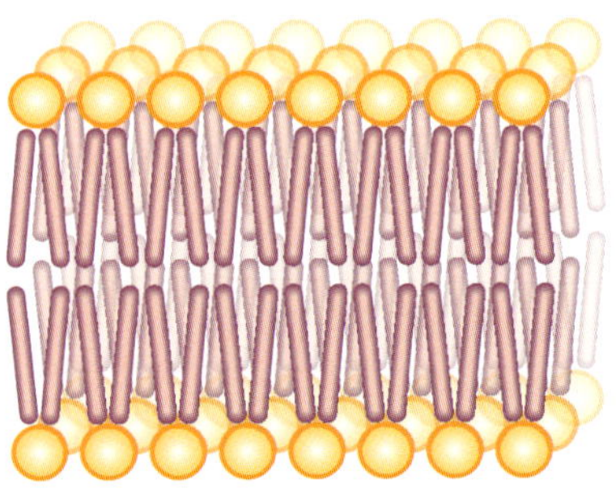

Ácidos grasos rectos = membrana rígida
= POCO INTERCAMBIO CELULAR

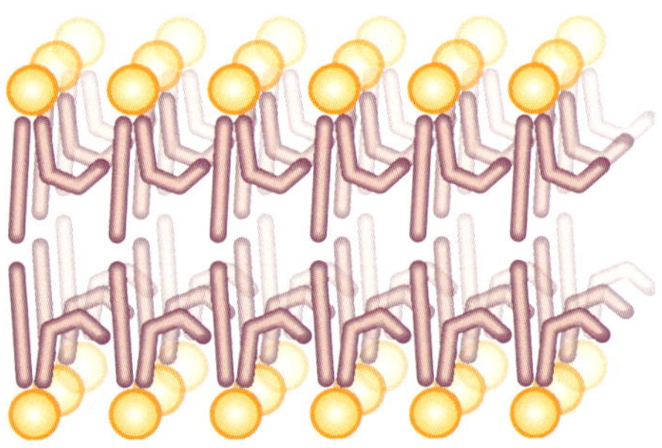

Ácidos grasos curvados = membrana fluida
= INTERCAMBIO CELULAR FÁCIL

La fluidez de la membrana facilita la tarea de la bomba de NA/K

Como ya hemos visto, la bomba de Na/K es una proteína de la membrana que, después de retorcerse, expulsa tres iones de sodio de la célula y atrae dos iones de potasio. Las membranas fluidas facilitan la tarea de esta bomba y, en general, todos los intercambios celulares. Las células tienen menos dificultad para asimilar los nutrientes y más facilidad para evacuar sus desechos. Esto conduce a una concatenación de sucesos.

- El colesterol penetrará aún más en las membranas proporcionándoles mayor consistencia y ya no será en la sangre donde corran el riesgo de oxidarse.
- Cuando las membranas de las células musculares son fluidas, los glóbulos rojos circulan con más facilidad y la presión arterial disminuye.
- En el cerebro, la fluidez de la membrana facilita los intercambios entre las neuronas. La memoria funciona mejor y los intercambios son más intensos, promoviendo la actividad cerebral.

Dónde se pueden encontrar los ácidos grasos omega 3

Los ácidos grasos omega 3 se encuentran en las nueces, y las semillas de colza, en la soja y en el aceite de nuez. Pero, sobre todo, en el pescado, y en especial en el graso como la caballa, el salmón, las sardinas, los arenques, la trucha y el atún. Por el contrario, en la carne hay muy poco omega 3.

Omega-3: efectos beneficiosos para la salud

- los ácidos grasos omega 3 son esenciales para el desarrollo adecuado de la retina y el cerebro del feto y de los bebés recién nacidos;

- reducen el nivel de triglicéridos cuando es demasiado alto;

- previenen las enfermedades cardiovasculares y algunos tipos de cáncer (mama, colon, próstata);

- posee propiedades antiinflamatorias;

- reducen el riesgo de padecer depresión nerviosa al facilitar la circulación del impulso nervioso.

Su régimen de salud

Para ayudarle a corregir el desajuste de sodio y potasio en su régimen alimentario, le presentamos aquí un resumen con los alimentos a los que dar preferencia y los que es mejor evitar.

Tipo de alimento	Dar preferencia a:	Evitar:
Carne	- Caza, aves de corral (pollo, pato, pintada, pavo, ganso... sin piel), carne de ternera, bovino, cordero, conejo porcino. - Dar preferencia a las partes magras	- Cortes grasos - Preenvasado industrial charcutería - Hamburguesas - Picadillo, paté, salchichas, embutido tipo salami, tocino, etc.
Pescados y mariscos	- Todos los pescados, dando preferencia a los grasos. - Con moderación: moluscos y crustáceos.	- Pescado en aceite en conserva (demasiada sal). - Huevas de peces (de nuevo, demasiada sal) - Pescados empanados o fritos - Pescado ahumado - Pescado congelado gratinado
Huevos	- Huevo duro, frito, pasado por agua, revueltos, en tortilla	- tortillas industriales - Huevos cuajados
Frutas y verduras	- Todas las hortalizas frescas o congeladas - Todo la fruta fresca - Patatas asadas con piel - Todas las legumbres: lentejas, guisantes, garbanzos, judías blancas o pintas, habas, semillas de soja - Almendras, nueces, cacahuetes, avellanas, anacardos, pistachos sin sal	- Hortalizas en conserva, sopas en conserva o de sobre - Frutas en almíbar - Puré liofilizado, patatas gratinadas y pastel de carne picada congelado, patatas fritas - Judías blancas guisadas en conserva, lentejas con chorizo en conserva - Frutos secos salados y tostados

Tipo de comida	Dar preferencia a	Evitar
Cereales	- Pan integral, pan de centeno - Arroz integral, salvaje, basmati - Pasta completa e integral - Muesli sin azúcar, copos de avena	- Pan blanco, pan rallado, biscotes - Arroz blanco de cocción rápida, arroz congelado precocinado - Pasta alimenticia rápida - Copos de maíz y todos los cereales para el desayuno endulzados e hinchados - Panecillos, pasteles y galletas industriales endulzadas - Surtido de galletas - Pizzas, quiches, tartas saladas
Productos lácteos	- Yogur natural, crema de queso	- Queso procesado - Yogur endulzado y otros postres lácteos - Batidos de chocolate
Grasas, condimento y aliños y especias	- Aceite de oliva, semillas de colza, nuez y soja - Margarina de semillas de colza - Ajo, cebollas, chalotas. perejil, albahaca, estragón, cebolletas, tomillo, romero, laurel, etc.	- Mantequilla algo salada, crema fresca - Grasas sólidas para freír - Cubitos, salsas del paquete, nuoc mam, salsa de soja Kikkoman (Teryaki) - Mostaza, ketchup - Vinagreta ya hecha - Pepinillos
Bebidas	- Agua mineral - Zumo de fruta fresco o 100% natural sin azúcar - Infusiones de hierbas - Vino (1-2 vasos al día)	- Algunos tipos de agua gaseosa (leer la etiqueta) - Zumo de tomate - Bebidas gaseosas - Con moderación: alcohol, café, té

Meta de salud:
Hipertensión

Menos sal y más potasio: ¿por qué?

Si reduce la sal en sus comidas, disminuye el volumen de las células arteriales. Las arterias son más flexibles y ofrecen menos resistencia al paso de la sangre. Desciende la presión arterial, que puede bajar aún más si, al mismo tiempo, se aumenta la ingestión de potasio (pág. 33).

Consejo dietético

- Reducir el exceso de peso es un paso esencial.
- La calidad de los alimentos es de vital importancia, así que a seguir un régimen saludable (pág.76-77) ¡al pie de la letra!
- El excesivo consumo de alcohol es responsable de aproximadamente el 10% de los problemas de hipertensión. Limítese a un máximo de dos vasos de vino tinto al día (un vaso para las mujeres). Sobrepasar estos niveles es nocivo.
- El ejercicio físico moderado pero regular y prolongado le permite no sólo controlar su peso sino también reducir su presión arterial de 5 a 7 mm Hg. Los deportes recomendados son los de resistencia: nadar, correr, caminar rápidamente, el esquí de fondo, el ciclismo, montar en canoa, el golf. No obstante, consulte a su médico antes de emprender cualquier actividad regular.

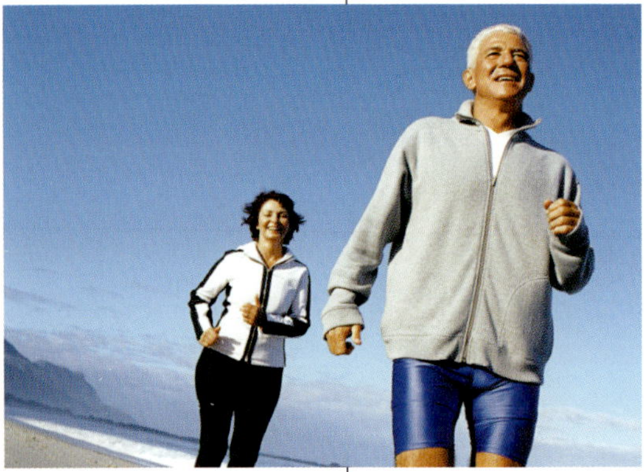

Consejo fitoterapéutico

La parte activa del **olivo** es su hoja; los pueblos meridionales la usan tradicionalmente por su valor diurético y sus efectos hipotensos. También tiene propiedades antiarrítmicas y vasodilatadoras. La hoja del olivo está indicada en la hipertensión moderada, como tratamiento curativo y para prevenir su progresión a una forma más grave con repercusiones cardiovasculares.

El **ajo** actúa sobre las plaquetas sanguíneas reduciendo su capacidad de agregación. Por lo tanto, hace la sangre más líquida, acelera la circulación sanguínea y combate la hipertensión. Es el complemento esencial de las hojas del olivo.

El **espino albar** es amigo del corazón. Regula el ritmo cardíaco y en general las funciones del aparato circulatorio. Aumenta el flujo sanguíneo coronario y reduce la presión arterial.

Trampas que se deben evitar

• El estrés tiende a elevar la presión arterial. Así que permanezca tranquilo, ya sea evitando las situaciones estresantes o aprendiendo a superarlas. ¡El control del estrés y la relajación se pueden aprender!

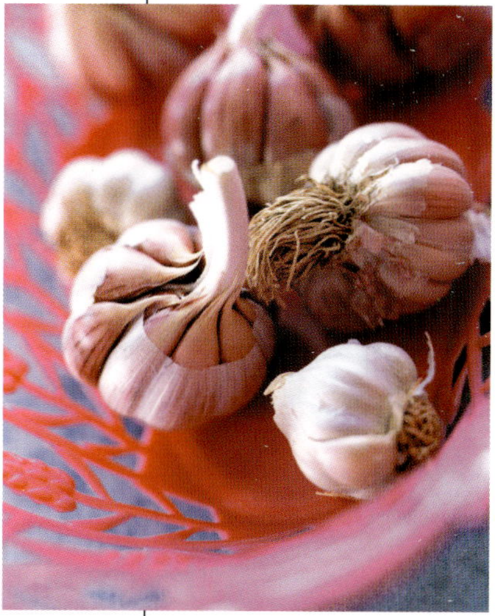

Potasio para prevenir los derrames cerebrales

Estudios epidemiológicos, como el llevado a cabo por la Universidad de Harvard que siguió la pista a 43.000 estadounidenses, indican que las personas con una ingestión elevada de potasio (tanto alimentario como en suplementos nutritivos) tienen menos riesgo de sufrir un derrame cerebral. Dichos suplementos también podrían prevenir los ataques cardíacos.

Meta de salud
Diabetes (TIPO 2)

¿Qué es el índice glucémico?

El índice glucémico (GI) mide la capacidad de algunos alimentos para elevar la glucemia. Este valor se calcula tomando la misma cantidad de un alimento de referencia, en este caso la glucosa o el pan blanco. Por ejemplo, comparado con el pan blanco (IG 100), un yogur natural tiene un IG de 62, que es bastante bajo, mientras que una barra de chocolate tiene un IG de 80, que es bastante alto.

Menos sal y más potasio: ¿por qué?

Porque reducir la sal en sus comidas y aumentar el consumo de potasio reduce la cantidad de glucosa absorbida por el intestino y mejora la sensibilidad a la insulina, lo que hace más fácil regular la glucemia ***(págs. 21 y 48)*****.**

Consejo dietético

Primero y sobre todo, controle su peso, después equilibre la glucemia lo mejor que pueda utilizando estos dos recursos: la **actividad física** y la **alimentación**.

Los diabéticos deben dividir sus comidas para "suavizar" su nivel de glucosa en sangre (glucemia) en la medida posible.

Para lograr la absorción lenta de los azúcares, usted debe:

- conocer qué hidratos de carbono tienen un índice glucémico bajo y elegirlos,
- reducir la cantidad general de azúcar que consume,
- y, sobre todo, aumentar el consumo de fibra.

Para conseguir tomar más fibra y aumentar el consumo de vitaminas y minerales, basta con comer hortalizas cocinadas y/o crudas en las dos comidas principales, así como fruta por lo menos una vez al día, preferentemente antes de las comidas.

Todos los días deben tomarse dos comidas proteicas:

- el almuerzo será la comida preferida para ingerir una buena dosis de proteínas de origen animal (carne, aves de corral o pescado);

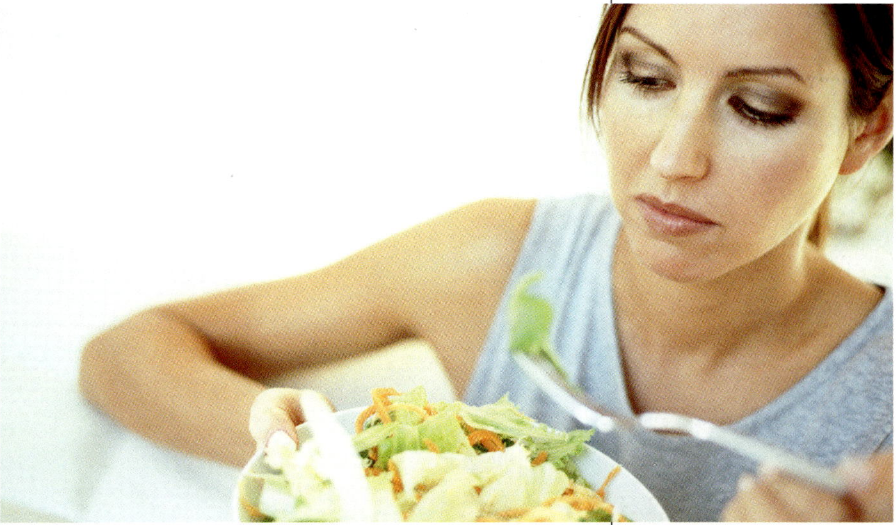

• el desayuno y la cena incluirán proteínas diferentes, a ser posible leche o proteína vegetal. Otro objetivo esencial para evitar las complicaciones diabéticas es reducir las grasas saturadas (carne de ganado, charcutería y grasas lácteas) en la medida posible y dar preferencia a los aceites vegetales de buena calidad.

¡Y practique algún un deporte a diario (30 minutos al día es mejor que 2 horas el domingo!)

Suplementos alimentarios

Ácidos grasos omega 3: estos ácidos grasos, derivados de los aceites de pescado, han demostrado su eficacia en la prevención de las enfermedades cardiovasculares. Es más, aumentan la sensibilidad de las células a la insulina mejorando así el metabolismo del azúcar.

Cromo: este oligoelemento desempeña un papel importante en la utilización del azúcar. Estimula los receptores de insulina, permitiendo que la hormona realice mejor su función.

Antioxidantes: en ensayos clínicos de administración prolongada de suplementos se han comprobado los efectos beneficiosos que el cinc, el selenio y la vitamina E poseen sobre la glucemia y los niveles de hemoglobina glucosilada.

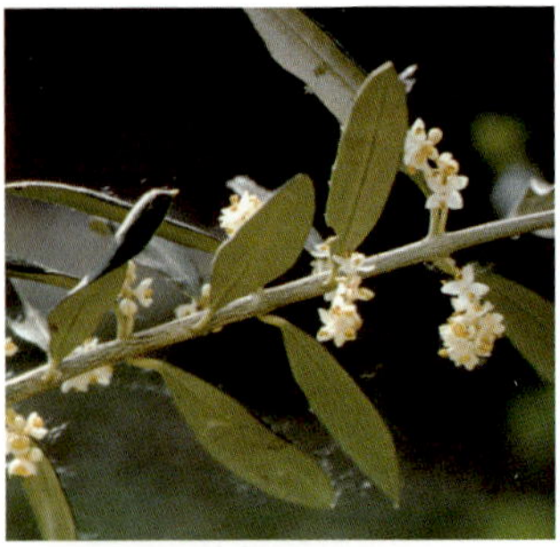

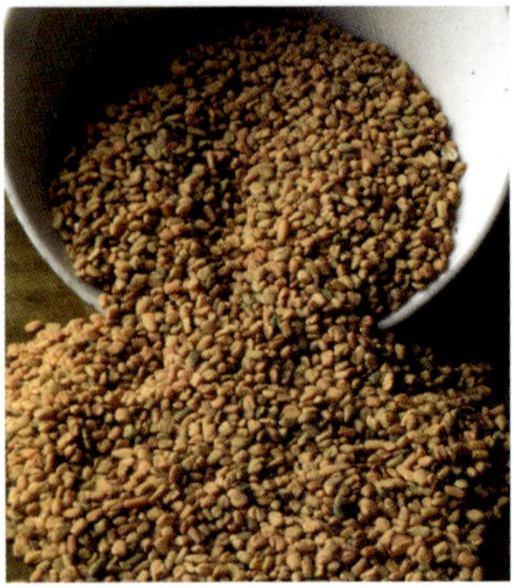

Hoja del olivo y alholva

Consejo fitoterapéutico

La **hoja del olivo** en forma de cápsulas reduce la glucemia y aumenta la diuresis. También reduce la presión arterial, el colesterol-LDL sanguíneo (el "malo") y los triglicéridos, mientras aumenta la fracción del "buen" colesterol. La hoja del olivo por lo tanto, ejerce efectos positivos sobre la glucemia y también sobre la diátesis vascular, que es débil en los diabéticos. Es también antioxidante.

El **fenogreco** o **alholva** estimula la secreción de insulina. Un estudio llevado a cabo durante la década de los años noventa por un equipo de investigación de Montpellier aisló la hidroxiisoleucina, un aminoácido, responsable de la actividad hipoglucémica del fenogreco.

La **albahaca india** *(Ocimum sanctum)* o **tulsi** en hindú, es santa para los indios. Se usa en la diabetes tipo 2. Los ensayos clínicos llevados a cabo en la India han demostrado su utilidad en la diabetes de tipo 2. Los extractos de *Ocimum sanctum* han mostrado una actividad hipoglucémica y un mejor uso de la glucosa[48, 49, 50, 51, 52].

Trampas que se deben evitar

- Saltarse una comida
- Picar entre las comidas (si no puede vencer la tentación de tomar algo dulce, aumente su gasto físico).
- Muchos médicos recomiendan a sus pacientes la fructosa en lugar del azúcar blanco. La razón: posee un poder edulcorante comparable, pero no eleva el nivel de azúcar sanguíneo. Ahora bien, la fructosa conduce a largo plazo a la aparición de ... diabetes.
- De la misma forma, tenga cuidado con los edulcorantes, porque el azúcar llama al azúcar. Un diabético debe hacer todo lo posible por perder su pasión por las cosas dulces. Debe perder el hábito de endulzar sus alimentos y bebidas con edulcorantes. ¡Es más, muchos de ellos suelen contener sodio!

Saponinas de soja

- Estas saponinas son abundantes no sólo en las semillas de soja sino también en las judías blancas, las habas, los garbanzos y muchas otras leguminosas. La soja tiene un contenido más alto.

- La soja contiene más de ocho variedades de saponinas. Se han estudiado durante más de 100 años y se cree que son el mayor activador del canal de potasio. Han desempeñado un papel fundamental como factor de salud en todos los pueblos que comen o solían comer grandes cantidades de leguminosas en su régimen alimentario. Como los seres humanos las han consumido en grandes cantidades durante varios miles de años, son totalmente seguras.

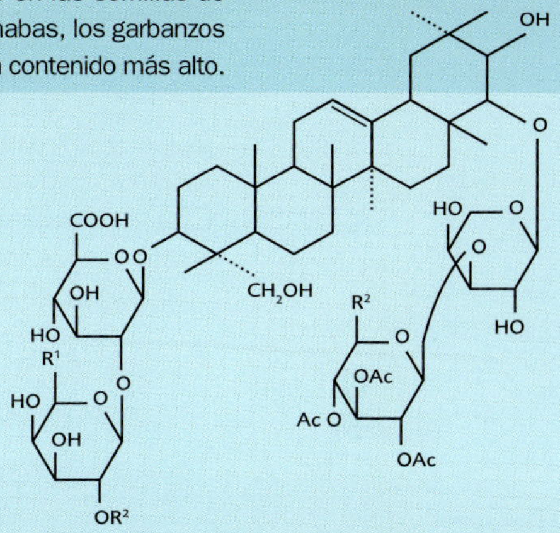

- Una planta de Ghana. *Desmodium adscendens*, se usa contra el asma y otras muchas enfermedades. Sus principios activos son las saponinas, que son muy abundantes en esta planta.

- Las saponinas de soja deben tomarse en muchas enfermedades caracterizadas por inflamación o cuando haya un aumento del volumen celular.
  - asma y bronquitis crónica
  - síndrome del colon irritable
  - hipertensión
  - diabetes tipo II
  - obesidad
  - enfermedades del sistema nervioso con características depresivas
  - fatiga y falta de energía

Meta de salud

Exceso de peso

Menos sal y más potasio: ¿por qué?

Para perder peso, tiene que restaurar la vida de las células cuyo metabolismo se ha visto desacelerado por el síndrome XXL. Al tomar potasio y activar sus canales, aumenta la actividad de la bomba de NA/K. Con la bomba funcionando mejor, se elimina el sodio de las células, las calorías se queman mejor y aumenta el gasto total de energía.

Consejo dietético

- Siga el régimen de salud sugerido en este libro, dé mayor preferencia a las proteínas en detrimento de los hidratos de carbono. Al tomar proteínas, está obligando a su cuerpo a gastar energía. Mucho más de la que se requiere para digerir los hidratos de carbono o los lípidos. Es más, le están saciando. Por lo tanto, para perder peso, la proporción de proteínas puede aumentarse hasta el 25% de la ración calórica, dando preferencia a las proteínas vegetales. El cuerpo así moviliza las reservas de grasa mientras se conserva la masa muscular.
- Practique deporte y desarrolle sus músculos. Al aumentar su masa muscular, quema más energía que en reposo. Y no sólo eso sino que también aumenta el nivel de hormonas de combustión de la grasa; la testosterona y, en especial, la hormona del crecimiento.

Consejo fitoterapéutico

Las hojas de **mate** son ricas en cafeína y saponinas que promueven la combustión de las grasas. Es más, el mate enlentece el progreso del bolo alimentario en el estómago, lo que le convierte en un reductor del apetito excelente. También tiene propiedades **diuréticas**.

La cáscara de la **naranja amarga** (*Citrus aurantium*) contiene sinefrina, una sustancia que activa los receptores que "dan las órdenes" a los tejidos grasos de quemarse para suministrar energía. El *Citrus aurantium* aumenta la termogénesis, según han revelado tres estudios.

El té verde aumenta el gasto de energía gracias a la acción combinada de la cafeína y el polifenol (*epigallocatechin gallate*). Es más, estimula la oxidación de la grasa.

El ortosifón es un poderoso filtro corporal. No sólo favorece la pérdida de peso sino que en el proceso elimina los desechos y las toxinas que de otro modo se agruparían en el cuerpo produciendo fatiga y falta de motivación.

Saponinas de la soja *(pág. 83)*

Trampas que se deben evitar

- Evite las dietas hipocalóricas draconianas. Son muy frustrantes, desaniman tanto como el exceso de peso. Y, sobre todo, promueven el efecto yoyó: cuando se reanuda un régimen alimentario normal, el cuerpo se apresura a reconstituir sus reservas.
- No reducir demasiado la cantidad de grasas en la alimentación. A largo plazo (más de un año), los estudios revelan que los regímenes alimentarios hipocalóricos no tienen ningún efecto sobre el peso corporal. Sobre todo porque necesitamos la grasa para que funcionen nuestras células.

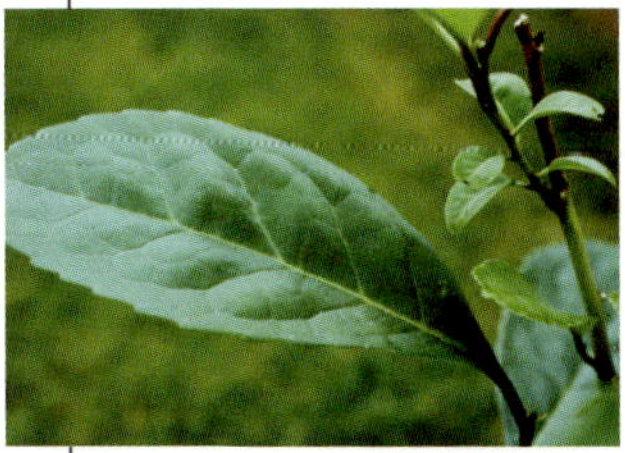

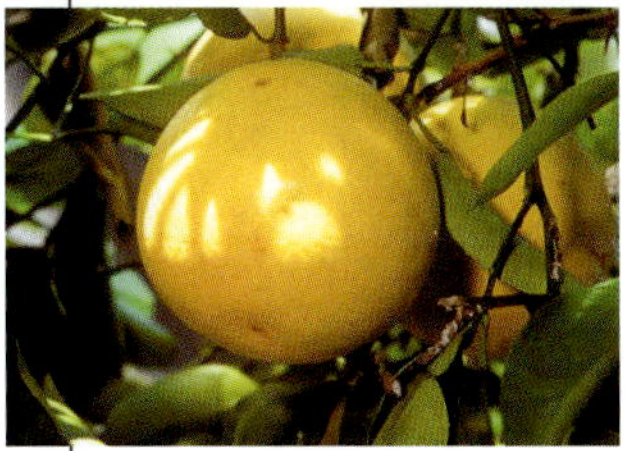

Mate y naranja amarga

¿Necesita un reductor del apetito?

El fucus es un alga parda que se encuentra en grandes cantidades en las costas rocosas de los mares templados y fríos del hemisferio Norte. Debido a su estructura mucilaginosa, se rehidrata en el estómago y aumenta de volumen de manera considerable, produciendo una sensación de saciedad. Actúa como reductor mecánico del apetito, e incluso, mejora el tránsito intestinal.

Meta de salud
Colesterol

Menos sal y más potasio: ¿por qué?

Al equilibrar de manera correcta la ingestión de sal y potasio, las células recobran su tamaño normal y funcionan mejor. Todas las formas de metabolismo mejoran, la del azúcar y también la del colesterol.

Un buen motivo para perder peso

Si su cifra de colesterol es elevada y padece sobrepeso, ha de saber que por cada kilogramo de peso que pierda se reducirá su colesterol en un 1%, su colesterol LDL un 0,7% y la cifra de triglicéridos un 2%. En lo que respecta al colesterol HDL, ¡aumentará un 0,2%!

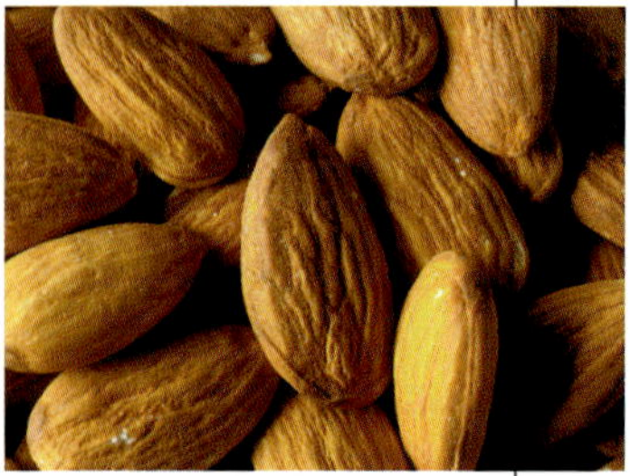

Consejo dietético

- En la medida posible, reduzca las grasas ricas en ácidos grasos saturados porque aumentan la proporción de colesterol nocivo (LDL). En general, las que tienen forma sólida son sobre todo de origen animal: grasas lácteas (mantequilla, nata, queso), charcutería. Para no cometer errores alimentarios, ponga su confianza en el régimen de salud de la página 76, pero cuidado con los huevos porque son ricos en colesterol (una yema de huevo contiene 250 mg).
- Remplace las proteínas de origen animal por soja en todas sus formas (tofu, leche, yogur). Las proteínas de la soja controlan la producción de colesterol por el hígado. Reducen el colesterol LDL y los triglicéridos a la vez que aumentan el "buen" colesterol (HDL).
- Vale la pena comer **almendras** más a menudo. Contienen ácidos grasos monoinsaturados similares a los del aceite de oliva, fibra y fitosteroles, las sustancias que promueven la eliminación del colesterol en las heces.
- Tome plantago, muy rico en fibras solubles. En el intestino, esta fibra forma un gel al entrar en contacto con el agua a la que se une el colesterol impidiendo, por lo tanto, su resorción.

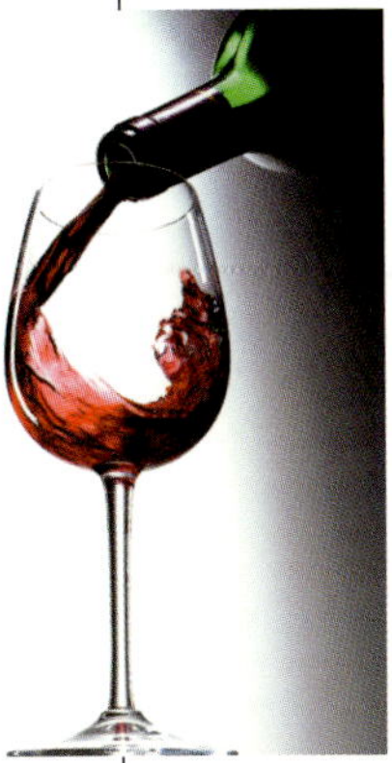

• El **vino** no se prohíbe, muy al contrario. Aumenta la proporción de colesterol bueno. En cuanto al té, también es muy aconsejable. Cuanto más beba, más disminuirá el colesterol.

• La actividad física regular está muy recomendada. Aumenta el HDL, reduce el LDL y mantiene los triglicéridos bajo control. Por lo tanto, el mero hecho de dejar su automóvil y caminar puede reducir su nivel de colesterol.

Consejo fitoterapéutico

La **hoja del olivo** vuelve a ser la planta adecuada. Tiene una acción hipocolesterolémica (disminuye el nivel de colesterol LDL y aumenta el nivel de colesterol HDL). Un estudio reciente realizado en animales con una cifra elevada de colesterol (prediabético, ratas obesas) reveló que una infusión de hojas del olivo podría reducir esta cifra en un 42% mientras que una estatina (simvastatina), un medicamento sintético, sólo lo hacía en un 32%. No se observó ningún efecto sobre los triglicéridos o el colesterol HDL.

Trampas que se deben evitar

• El tabaquismo reduce el colesterol beneficioso, hace las paredes de los vasos quebradizas y, por último amplifica peligrosamente el riesgo cardiovascular.

• Sea cuidadoso con el café; es cierto que contiene antioxidantes pero también es rico en sustancias que elevan el colesterol y la presión arterial.

Suplementos alimentarios

Lecitina de soja: favorece la solubilización de los ácidos grasos en la sangre, en particular el colesterol y evita que se depositen en las paredes arteriales. ¡Pero sus beneficios no se quedan ahí! Rica en colina e inositol, interviene en el metabolismo hepático de las grasas aumentando el nivel de colesterol beneficioso y reduciendo el del nocivo.

Aceites de pescado: los ácidos grasos omega 3, EPA y DHA, aumentan el HDL y reducen los triglicéridos.

Vitamina E: esta vitamina antioxidante impide que el colesterol oxide y bloquee las arterias.

Fitosteroles: estas moléculas compiten con el colesterol en el intestino, lo hacen menos soluble e impiden su absorción. El resultado: se elimina con las heces. Para observar una caída del colesterol en sangre, el cuerpo tiene que proveerse de 1 a 2 g de esteroles vegetales al día.

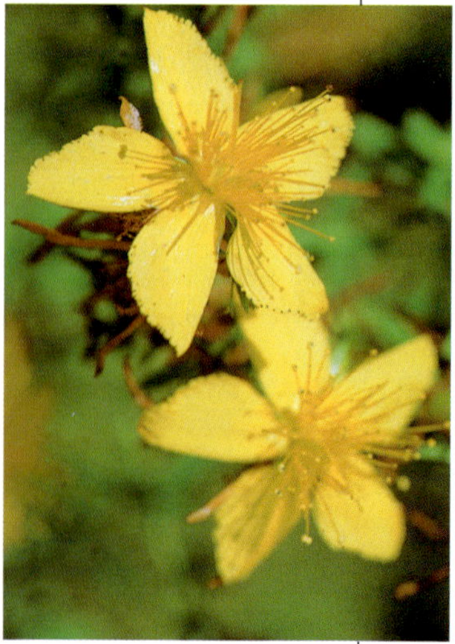

Meta de salud
Depresión

Menos sal y más potasio: ¿por qué?

Muy simple: para facilitar los intercambios celulares y en particular la comunicación entre las neuronas, promoviendo la emisión de neurotransmisores *(pág. 50)*.

Consejo dietético

- Los neurotransmisores se sintetizan a partir de los constituyentes proteicos más sencillos: los aminoácidos. Una forma de elevar la cantidad de mediadores químicos del buen humor es aumentar la ingestión de los aminoácidos precursores, como el triptofano para la serotonina. Este aminoácido se encuentra en la espirulina, que es un alga, las semillas de soja, el hígado avícola, el pavo, el pollo, el tofu y las almendras.
- Comer pescado graso (sardina, caballa, salmón) tres veces a la semana. Contiene ácidos grasos de cadena larga omega 3 que han demostrado su eficacia contra los síntomas de la depresión.
- El deporte tiene un efecto sobre el estado mental al mejorar la forma física y aumentar el nivel de hormonas cerebrales del buen humor.

Suplementos alimentarios

Omega-3: para las personas a las que no les gusta el pescado, hay cápsulas de aceite de pescado de venta en farmacias.

Vitamina B9: varios estudios han mostrado una escasez de vitamina B9 en las personas depresivas*. En el caso de que padezca trastornos del estado de ánimo, tome un ciclo de tratamiento con ácido fólico (de 400 mg a 1 mg al día).

Consejo fitoterapéutico

El hipérico o hierba de San Juan es una planta antidepresiva excelente conocida desde hace mucho tiempo. Ha sido objeto de un gran número de ensayos clínicos (más de 65 documentos científicos). Todos ellos prueban su eficacia en los casos de depresión leve o moderada y, en especial, su perfecta tolerancia.

Trampas que se deben evitar

La nicotina tiene efecto analgésico y antidepresivo. Regula el estado de ánimo y reduce la ansiedad al estimular la secreción de dopamina y serotonina. Si su barómetro del estado de ánimo no se encuentra en sus horas más altas, no es el momento más adecuado para dejar de fumar (acentuaría el sentimiento de depresión), pero procure no fumar más.

La guerra psicológica

Los periódicos y las revistas suelen publicar artículos sobre la guerra psicológica. Entre los psiquiatras, los psicoanalistas, los psicólogos y otros psicoterapeutas, los pacientes que quieren encontrar una solución a su salud o problemas de personalidad se pierden y nunca están muy seguros de si el profesional que están consultando es un médico o no.

Creemos que las personas que consultan a los psicólogos presentan muy a menudo carencias de ácidos grasos omega 3, vitaminas y potasio. Y la psicoterapia que no tiene en cuenta el estado nutricional de los pacientes y sus posibles deficiencias, simplemente no es medicina.

Los ácidos grasos omega 3 son beneficiosos para el estado de ánimo

Estos ácidos grasos, conocidos por sus efectos beneficiosos sobre el sistema cardiovascular, también pueden mejorar los síntomas de la depresión.

Más del 60% del peso cerebral consta de grasas y de ellas más del 70% son ácidos grasos omega 3. Estos últimos parecen tener un grado de responsabilidad en la aparición de la depresión. En realidad, los depresivos presentan una grave escasez de ácidos grasos omega 3, en particular EPA y DHA de cadena larga[54].Este desajuste los hace muy susceptibles. En las células nerviosas, conlleva una disminución de los receptores responsables de recibir el mensajero químico del buen humor, la serotonina. Al verse privado de ella, el cuerpo se hunde en la depresión con mayor facilidad[55]. Cuando se suministran suplementos de EPA y DHA (junto con el tratamiento) a las personas que padecen estrés crónico o depresión, en la mayoría de los casos se observa una mejoría clara de los síntomas[56]. Muy a menudo, también mejoran la ansiedad, el reposo y la libido[57]. El EPA (1 g/día) parece ser el principio más activo en los trastornos de estado de ánimo. Sin embargo, la mayoría de estos estudios se realizaron mientras los pacientes seguían tomando su medicación. No se sabe con claridad lo que sucedería si los ácidos grasos omega 3 se usaran solos.

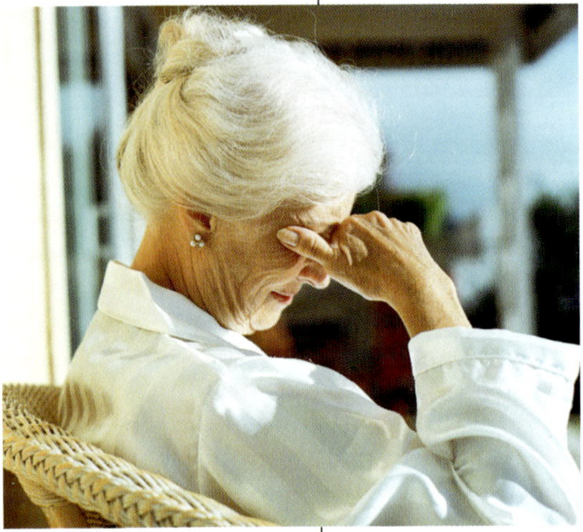

Meta de salud

Fatiga

Menos sal y más potasio: ¿por qué?

Para permitir a todas nuestras células eliminar el sodio que contienen, recuperar su tamaño normal y reiniciar su metabolismo. De esta forma, las células funcionan mejor, volverán a tomar calorías y eso restaurará la energía.

Consejo dietético

El régimen de salud sugerido en este libro es un punto de partida excelente.

- En términos generales, coma justo lo suficiente para satisfacer el hambre; levántese de la mesa antes de comenzar a sentirse saciado. Seguir un régimen alimenticio liviano todos los días, permitiéndose un capricho de vez en cuando, es la actitud correcta.
- Coma al menos cinco productos frescos vegetales al día, ya sea en forma de hortalizas o de fruta. Las verduras deben ser la base del régimen alimentario, es la mejor manera de aprovechar sus cientos de constituyentes y en particular el potasio que contienen.
- Sobre todo, siga una dieta variada, no coma lo mismo todo el tiempo.
- ¡La inactividad cansa! La actividad física regular es el mejor método para estar en buena forma.

Consejo fitoterapéutico

Plantas ricas en polifenoles, eficaces contra el exceso de peso, lo son también contra la fatiga. Recomendaría dos: el mate y el extracto de té verde.

El **mate** es una planta desconocida hasta hace poco en Europa pero es muy apreciada en América del Sur, donde se bebe con regularidad (como el café aquí). Su uso medicinal está reconocido para combatir la fatiga mental y física. La teofilina y la cafeína presentes en sus hojas estimulan el músculo cardíaco y el sistema nervioso central, relajan los músculos lisos y tienen un efecto provechoso sobre la circulación periférica de la sangre.

El **té** también tiene propiedades estimulantes del sistema nervioso central reconocidas. Contiene cafeína y polifenoles en **cantidades** muy grandes. Promueve el **esfuerzo** tanto mental como **muscular**.

Trampas que se deben evitar

Las mujeres deben vigilar su nivel de hierro. Un cuarto de las que se encuentran entre la **pubertad** y la menopausia presentan escasez de hierro, una carencia que da lugar a **fatiga** persistente si no se corrige. Para recobrar la energía, aumente el consumo de hígado y carnes rojas.

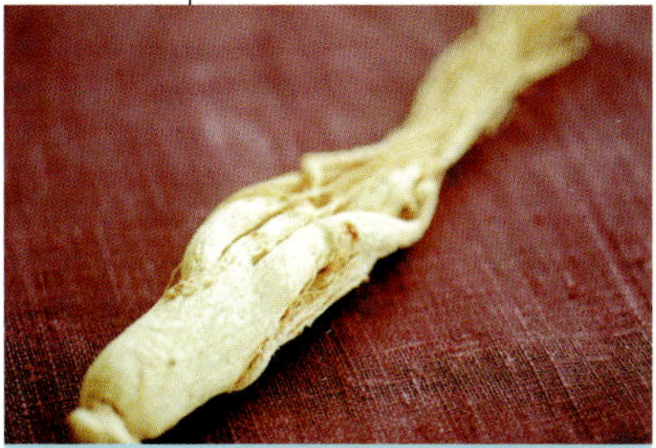

Ginseng: un remedio contra la fatiga

El ginseng es un estimulante natural que no tiene los efectos perjudiciales de excitantes como la cafeína o las anfetaminas. Tiene una acción tonificante y armonizante. Estimula la energía mental y física. Es la planta que hay que ingerir cuando se siente cansado porque ha trabajado demasiado, cuando siempre tiene prisa por ponerse al día o cuando está bajo de moral. El ginseng le permite mantener su energía intacta en condiciones de vida que generan fatiga. Es un reconstituyente excelente durante la convalecencia tras una operación o una infección vírica debilitante. Ésta es una de las indicaciones más extensamente reconocida entre la comunidad científica. Su acción es mayor cuando se combina con vitaminas.

Meta de salud

Menopausia

Menos sal y más potasio: ¿por qué?

En la menopausia, las mujeres pierden el efecto protector que los estrógenos habían ejercido hasta entonces sobre el corazón, los vasos y los lípidos plasmáticos. En realidad, a la edad de 50 años, las mujeres observan, en general, el aumento de las cifras de colesterol nocivo, el ascenso de la presión arterial y, muy a menudo, un aumento de peso. Al reducir la sal en el régimen alimentario y aumentar el potasio, el nivel de colesterol, la presión arterial y el peso se pueden controlar con mayor facilidad. Es más, mejora la microcirculación, que limita los sofocos y los sudores nocturnos.

Fitoestrógenos: moléculas naturales beneficiosas durante la menopausia

Las plantas producen sustancias naturales que, una vez ingeridas, se fijan en los mismos receptores que las hormonas femeninas. Se conocen con el nombre de fitoestrógenos, aunque su capacidad estrogénica es muy leve (una milésima parte que la del estradiol). En los años cincuenta, se aislaron dos de estas sustancias: genisteína y daidzeína, que son isoflavonas. La soja, por ejemplo, tiene un contenido excepcionalmente alto de genisteína y daidzeína. Las isoflavonas de soja proporcionan numerosos efectos beneficiosos para la salud y el bienestar de las mujeres menopaúsicas. Éstos han sido identificados por estudios epidemiológicos; algunos de ellos ya han sido confirmados por ensayos clínicos. Estas isoflavonas se usan con mucho éxito en el tratamiento de la menopausia en todos los países del mundo.

Consejo dietético

En la menopausia, las mujeres se beneficiarán en gran medida de los alimentos que contienen fitoestrogenos. ¿Dónde pueden encontrarse estas sustancias? Se dividen en tres grandes familias:

- **isoflavonas:** presentes sobre todo en las leguminosas y en particular en las semillas de soja, pero también en los garbanzos, las judías verdes, el té, etc.
- **lignanos:** en los granos de los cereales integrales, las semillas oleaginosas (el lino, las aceitunas, el girasol), las lentejas, las cerezas, las manzanas, las peras, el pomelo, el ajo, etc.

- **cumestanos**, con una estructura parecida a la de las isoflavonas, se encuentran en la alfalfa y en especial en los brotes de soja

• **Sofocos:** varios ensayos clínicos han mostrado con claridad la eficacia de las isoflavonas de la soja contra los sofocos, tomar entre 40 y 80 mg diarios permite reducir su incidencia y su gravedad.

• **Prevención de las enfermedades cardiovasculares:** las isoflavonas de la soja reducen de forma significativa el índice de colesterol "malo" (LDL) y triglicéridos y aumenta el nivel de colesterol "bueno" (HDL).

• **Prevención del cáncer de mama**, ovarios, endometrio: la incidencia de estos cánceres es de 5 a 20 veces inferior en las poblaciones que siguen un régimen alimentario rico en fitoestrógenos. La soja se ha asociado con una disminución del riesgo de sufrir cáncer de mama.

• **Prevención de la osteoporosis:** algunos estudios indican que las isoflavonas retrasan la pérdida ósea.

Trampas que se deben evitar

Tenga cuidado con las bebidas alcohólicas y las especias; dilatan los vasos y pueden agravar los sofocos.

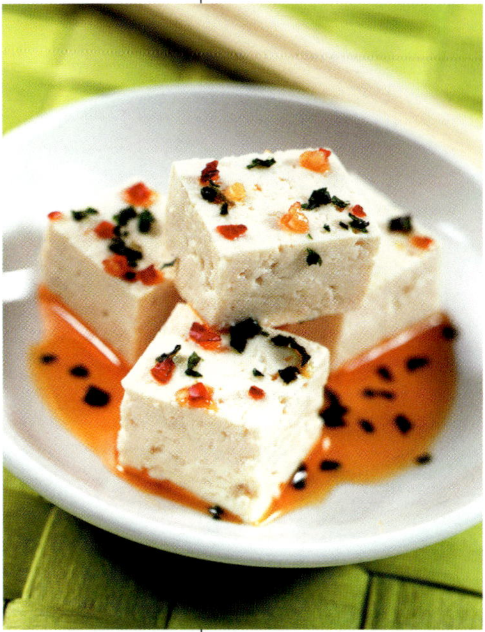

¿Cómo elevar su cantidad de isoflavonas?

Se calcula que en Europa el consumo medio isoflavonas se sitúa en 1 mg al día, mientras que en Asia alcanza de 20 a 100 mg/día. La soja es, sin lugar a dudas, su fuente principal. Digamos, a modo de orientación, que en un vaso de leche de soja o en 65 g de tofu hay 20 mg de isoflavonas. Por último, los suplementos alimentarios basados en los extractos de soja ricos en isoflavonas (**Phytosoya**®)® se venden en farmacias y parafarmacias. La dosis activa reconocida de isoflavonas de soja está entre 70 y 80 mg al día.

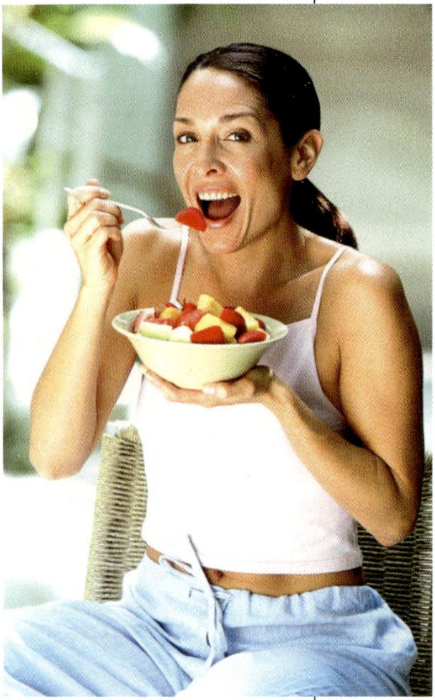

Isoflavonas de soja

Varios estudios han revelado que aumentando la ingesta de isoflavonas es posible retrasar la pérdida de masa ósea en mujeres postmenopaúsicas. Un estudio recientemente publicado parece confirmarlo: 177 mujeres de edades comprendidas entre los 49 y los 65 años se dividieron en dos grupos. El primero tomó 43 mg al día de isoflavonas durante un año, el segundo un placebo. Al final del estudio, en las mujeres que habían tomado las isoflavonas aumentó la densidad mineral ósea de las vértebras lumbares[61].

Meta de salud: Osteoporosis

Menos sal y más potasio: ¿por qué?

Porque al disminuir el consumo de sal y elevar el de potasio, se restaura el equilibrio acido-básico corporal, disminuye la eliminación de calcio en la orina y se retrasa la resorción ósea.

Consejo dietético

Para combatir la osteoporosis, en primer lugar hay que proporcionar al cuerpo las cantidades adecuadas de calcio (1 g/día), pero no basta con hacer esto. La absorción, retención y fijación del calcio dependen en gran medida de numerosos parámetros, como el equilibrio acido-básico, la presencia de vitamina D y la actividad física.

- Coma muchas **frutas y verduras**: no sólo proporcionan potasio y magnesio, sino también fitoestrógenos y polifenoles, moléculas conocidas por sus propiedades antioxidantes que pueden retrasar la pérdida ósea.

- Coma menos carne. Las proteínas de origen animal acidifican la sangre y obligan al cuerpo a restaurar el equilibrio acido-básico tomando calcio de sus reservas, es decir, de los huesos.

- Controle su nivel de **vitamina D**. Las cantidades pequeñas de esta vitamina provienen de los alimentos (aceite de hígado de bacalao, pescado graso, yema de huevo). El cuerpo la obtiene sobre todo de la exposición a la luz solar (la piel la produce a partir del colesterol gracias a los efectos de los rayos ultravioletas).

• Manténgase activo. Las personas sedentarias pierden más calcio que las personas que realizan una **actividad física** con regularidad. El ejercicio desempeña un papel importante en la remodelación ósea. La tracción resultante ejercida por los músculos y el aumento de masa muscular estimulan la actividad ósea. Todos los deportes son buenos, excepto quizás nadar, ya que no permite ejercer la presión suficiente sobre el hueso.

Cola de caballo

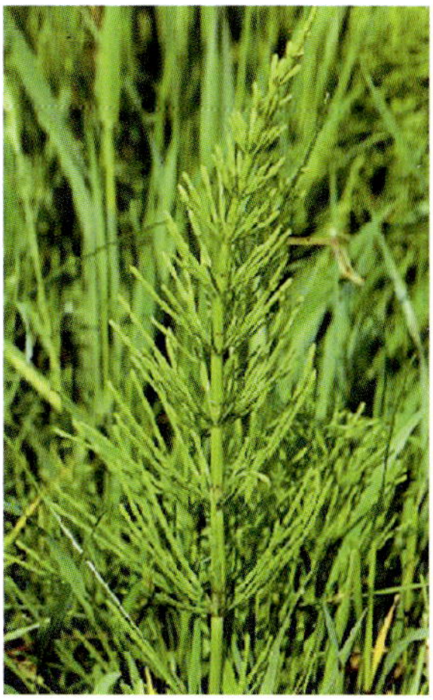

Consejo fitoterapéutico

El **bambú** y la **cola de caballo** son dos plantas con un alto contenido en sílice, que es un mineral que, por sí mismo, permite al cuerpo fijar el calcio, el fósforo y el magnesio. Promueve la absorción y la fijación en los tejidos óseos.

Trampas que se deben evitar

Aunque es cierto que los productos lácteos son muy ricos en calcio, no se debe abusar de ellos. Los quesos son por lo general muy salados. La leche, en su presentación líquida, acidifica y, por consiguiente, desmineraliza. Se debe dar preferencia al yogur. Afortunadamente, hay muchas maneras de obtener calcio, con independencia de los productos lácteos, como comer hortalizas crucíferas (100 g de repollo chino proporcionan más calcio que un vaso de leche).

Fuentes de calcio en un régimen alimenario saludable (mg/100g)

Yogur natural	140-170
Sardinas frescas	290
Almendras	250
Brotes de soja (judias mung)	255
Perejil fresco	200
Gambas	200
Berros	160
Nueces y avellanas	175
Higos secos	160
Aceitunas verdes	100
Espinaca cocida	256
Endivia	100
Brócoli cocinado	100
Yema de huevo	140
Judías blancas cocinadas	60
Judías pintas cocinadas	112

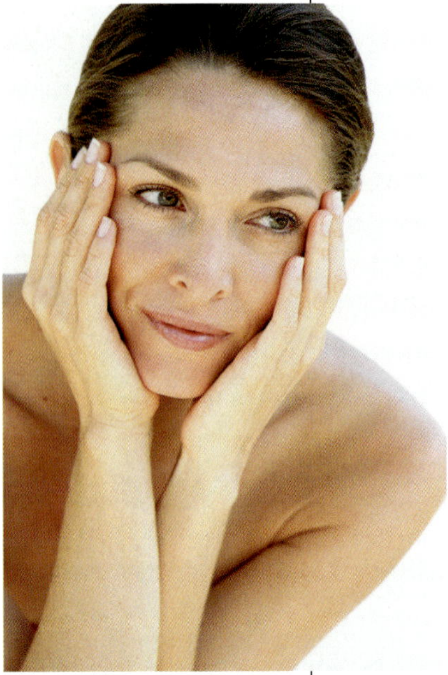

Meta de salud
Envejecimiento

Menos sal y más potasio: ¿por qué?

Las bombas de NA/K son omnipresentes en el cuerpo. Según de qué órgano se trate, puede haber entre 800.000 y 3 millones de bombas por célula. El resultado de una restauración adecuada de los suministros de sodio y potasio será que estas bombas dispondrán de mejores condiciones para funcionar, serán más eficaces y salvarán a las células del envejecimiento prematuro.

Consejo dietético

• Cambie de hábitos y elija alimentos más ricos en componentes protectores y con menos sustancias que aceleren el envejecimiento. El régimen de salud que sugerimos se ajusta por completo a este principio.

Componentes protectores: los ácidos grasos polinsaturados omega 3, los azúcares con un índice glucémico bajo, los carotenoides, la vitamina C, la vitamina E, los polifenoles, el potasio, el calcio, el magnesio, el cinc, el selenio, el silicio.

Componentes que aceleran el envejecimiento: las grasas saturadas en exceso, los azúcares con un índice glucémico alto, el sodio, el cloro, el exceso de hierro y el cobre.

Seguir un tratamiento antioxidante de vez en cuando

Para aminorar los efectos del envejecimiento y reducir el riesgo de aparición de enfermedades asociadas con la edad, se puede hacer uso de un complejo antioxidante que contenga vitaminas y minerales. Seleccione un suplemento con betacaroteno, vitaminas E y C, selenio y cinc.

• Prepare los alimentos de forma que retengan todos sus componentes protectores y no produzcan componentes tóxicos que aceleren el envejecimiento. En general, evite cocinar a temperatura muy alta (asar a la parrilla, freír) y no caliente los aceites hasta que empiece a salir humo.

• No se obligue a comerse todo lo que hay en el plato.

• Con la edad, la densidad y la fuerza ósea disminuyen de manera progresiva como también lo hacen el tamaño y la fuerza de los músculos. Una actividad física regular y variada puede ayudarle a superar este declive **físico**. Es más, tiene un efecto más general sobre el índice de envejecimiento corporal.

• En cuanto al cerebro, sólo se gasta si no se usa. Hay que recalcar la necesidad de usar el cerebro a diario.

Nuestros enemigos los radicales libres

Nuestro cuerpo necesita energía para funcionar de forma adecuada. Las células transforman los nutrientes proporcionados por el régimen alimentario en energía y agua. Este proceso genera aproximadamente un 2% de moléculas de oxígeno con un electrón menos, lo que las hace muy reactivas. Estas moléculas, llamadas radicales libres, causan un gran daño a la célula y provocan su envejecimiento. Los radicales libres también pueden aparecer como consecuencia de una agresión externa. Un régimen alimenticio deficitario, el estrés, la medicación, los rayos del sol, la contaminación, el tabaquismo, las bebidas alcohólicas, las agresiones microbianas, etc., aceleran la producción de radicales libres en el cuerpo.

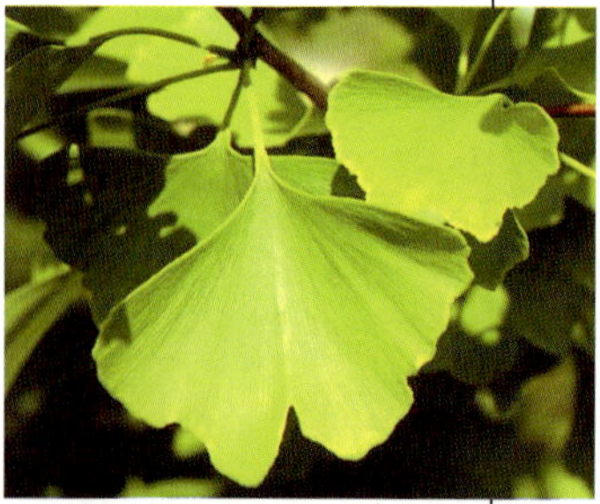

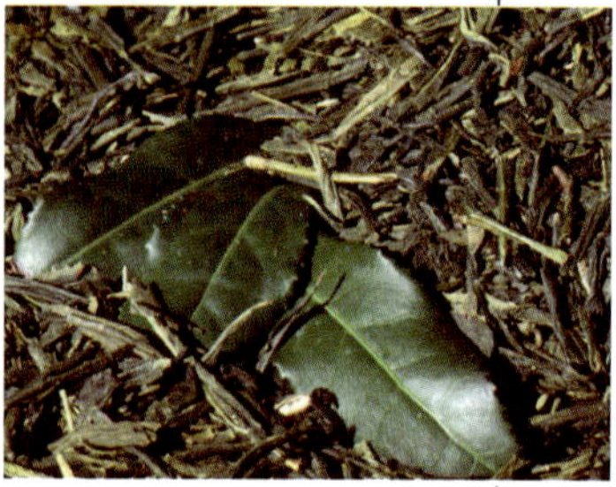

Ginkgo biloba y té

Consejo fitoterapéutico

Las plantas están llenas de compuestos antioxidantes que protegen al cuerpo de los efectos perjudiciales de los radicales libres *(ver recuadro en pág. 97)*: los flavonoides. Ése es el motivo por el que muchas plantas actúan contra el envejecimiento.

Ginkgo biloba aumenta la circulación sanguínea en el cerebro y, gracias a sus propiedades antioxidantes, lo protege contra el envejecimiento. Mejora la memoria, la vista, al irrigar las retinas, y previene la senescencia auditiva.

Todas las plantas venotónicas proporcionan cantidades grandes de flavonoides: la **vid roja, el rusco, el meliloto, el hamamelis, el ciprés, el castaño de indias.** Esto también se puede aplicar a las **hojas del olivo, la vincapervinca** y el extracto de **té**.

Trampas que se deben evitar

- Evite las toxinas: el tabaco, el alcohol, la contaminación y los metales pesados como el mercurio y el plomo que aceleran el envejecimiento.
- Evite la exposición intensa o prolongada a la luz solar.

Por último, ¿qué hacer con nuestra piel?

Después de nuestro largo viaje a través de las células, que nos proporcionan vida y salud, su alta composición de potasio y sus luchas incesantes para defenderse contra la invasión del sodio, el difícil equilibrio que tienen que realizar para permanecer hidratadas, ni demasiado turgentes ni demasiado secas, ¿qué ocurre con nuestra piel, el órgano que recubre nuestro cuerpo y nos protege del frío, el viento, la lluvia y el sol? Sí, ¿qué pasa con la piel?

Nuestra piel también tiene que tener suficiente potasio para las células de la dermis, que siempre están renovándose y para que funcione la bomba de NA/K que asegura su equilibrio.

Ésta es la razón por la que es beneficioso que nuestro régimen alimentario contenga potasio y activadores de la bomba de NA/K (saponinas, flavonoides), antioxidantes, vitaminas y minerales. De forma local, es prudente usar productos cosméticos con gran cantidad de extractos de plantas, potasio, saponinas, ácidos grasos omega 3, que permitirán que todas las células de nuestra piel se renueven, permanezcan jóvenes, tengan buena circulación sanguínea (sin manchas), se mantengan flexibles y elásticas, conservándola sin arrugas tanto tiempo como sea posible.

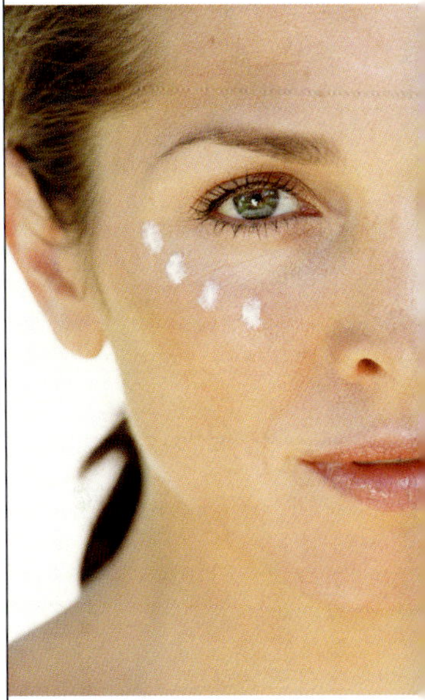

Ya existen productos cosméticos que contiene todos los elementos que acabamos de mencionar: extractos de plantas, saponinas, flavonoides, mucho potasio y antioxidantes.

Sales del mar muerto

A orillas del Mar Muerto, Israel, se han creado balnearios donde los visitantes se bañan en agua saturada con sales de este mar. Los tratamientos mejoran el estado de la piel y favorecen la curación de la psoriasis. En Europa y América se venden sobres con sales del Mar Muerto deshidratadas con las que podrá realizar una cura en su propio baño. Ha de saber que sus aguas contienen una gran cantidad de sales de potasio y poco sodio.

Por consiguiente no es difícil comprender por qué son beneficiosas para la salud de la piel. Pero se puede conseguir el mismo efecto con cosméticos ricos en potasio y antioxidantes (hojas de olivo, té y extracto de espino amarillo).

¿CÓMO HEMOS LLEGADO A ESTE PUNTO?

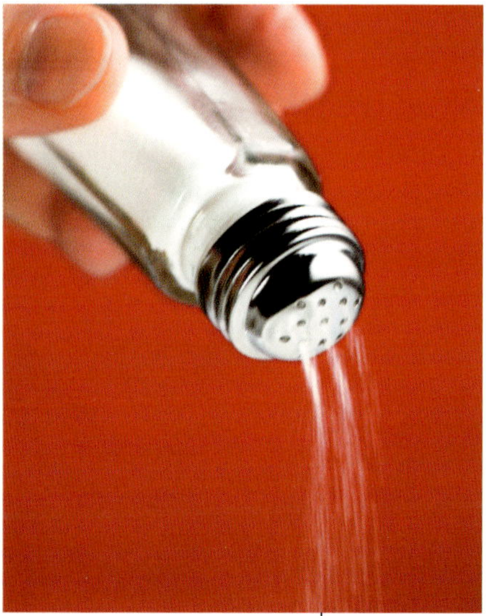

Se ha producido un cambio largo y lento de nuestros hábitos alimentarios, acompañado por una comprensión errónea de nuestra composición mineral.

1. Tardamos mucho en comprender la composición distintiva de nuestras células con su gran contenido de potasio y su escasez de sodio. Fueron los catedráticos Albert Lehninger, MelvinJ. Fregly y unos cuantos más los que comprendieron cuánto dependía nuestro cuerpo del potasio para mantener las células con vida. Fueron ellos los que dieron en el clavo para explicar el alto contenido en potasio que nuestras células habrán tomado de la composición del antiguo mar precambriano, cuando nacieron las primeras células vivas. Después, con el paso de miles y miles de años, el mar modificó su fórmula, su contenido de sodio aumentó, mientras que nuestras células no alteraron el suyo.

2. Tampoco tuvimos en cuenta el régimen alimenticio del hombre paleolítico. Nuestros antepasados seguían una dieta muy diferente a la nuestra, y en concreto, tomaban mucho potasio y poco sodio.

3. No teníamos ningún concepto de lo que mencioné en la página 12 con el nombre de La Lucha por la Vida. ¿Cómo logran los peces y los mamíferos marinos, cuya sangre contiene 9 g de sal por litro mientras ingieren sin cesar agua de mar, que tiene de 30 a 38 g de sal por litro, regular su composición sanguínea?

Habida cuenta de la composición especial de nuestras células, no comprendimos la batalla que libran, al ser irrigadas de manera incesante por una sangre con abundante sodio y poco potasio, mientras que contienen muy poco sodio y 28 veces más potasio que la sangre.

4. Como consecuencia, no conseguimos darnos cuenta de que suministrar constantemente a nuestro cuerpo mucho sodio y poco potasio estaba agotándolo. En esta lucha por la vida, nuestras células tienen gran dificultad para retener su extraordinaria composición. Esto explica todas esas enfermedades metabólicas que están apareciendo y que ponen en peligro nuestra salud y la propia existencia de la humanidad.

No dejamos de hablar del riesgo que supone el sida para el mundo, pero nadie ha mencionado nunca este otro mucho mayor que está poniendo en peligro a parte de la humanidad.

Lo que lo ha empeorado todo es el gusto que el hombre ha desarrollado por la sal, que poco a poco está presente en todos los alimentos, incluso en los dulces, porque potencia el sabor. Con el objetivo de complacer a sus clientes y debido a que la sal mejora la textura de todos los alimentos, la industria alimenticia añadió mucha sal a todos los alimentos preparados. Los cocineros también han hecho suyo este hábito y se agrega sal a todos los platos que se sirven en los restaurantes. La sal está en todas partes.

Queríamos exponer este estado de cosas y después de dos años de estudiar y recopilar una cantidad de bibliografía considerable, pudimos llegar a la conclusión, apoyada por ensayos clínicos, de que el exceso de sal (unido a una falta de potasio) era la causa de todas las enfermedades derivadas del síndrome XXL.

Entonces ¿qué podemos hacer ahora?

El público en general, la profesión médica y las autoridades del gobierno deberían informarse sobre los peligros de la sal (y de la falta de potasio). Ésa es la finalidad de este libro. Ahora todos los consumidores deben ser conscientes de lo que están comiendo. Ha de declararse la cantidad de sal que se añade a todos los alimentos.
¿Sabía que el pan se sala con generosidad?
¿Cuánta sal hay en el beicon? ¿Y en todos esos alimentos congelados y enlatados?

No creemos que haya que colgar a los alimentos como a los cigarrillos la etiqueta la SAL MATA pero tenemos el derecho y el deber de saber la cantidad que contienen.

Graham MacGregor, en su libro, *Salt, Diet and Health (Sal, dieta y salud)* presenta un ejemplo de la etiqueta de un paquete de cereales para el desayuno. Este cereal contiene 230 mg de sodio por cada 21 g de cereal. 230 mg de sodio son 575 mg de sal (NaCl) esto significa que contienen tanta sal como el agua del mar.

¿Quién de nosotros no ha tragado por accidente una bocanada del agua del mar al nadar? No es agradable, no obstante, los alimentos que contienen un 3% de sal son tan salados como el mar.

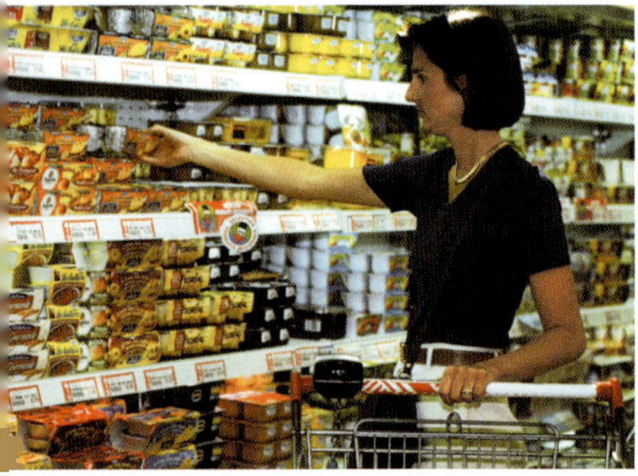

Recomendaciones de la OMS

Concluimos con unas palabras acerca del plan de salud mundial que la Organización Mundial de la Salud (OMS) publicó en abril de 2004.

Después de varios meses de negociaciones, en abril de 2004 las 192 naciones que forman parte de la OMS aprobaron un plan mundial para ayudar a millones de personas a evitar la obesidad y muchas otras enfermedades crónicas (desde nuestro punto de vista, son las enfermedades del síndrome XXL) adoptando ciertas pautas alimenticias. La OMS recomienda limitar el consumo de grasas saturadas, los ácidos grasos trans (presentes en la margarina), el azúcar y la sal en los alimentos preparados. La OMS pide a todas las empresas alimenticias adoptar estrategias de comercialización responsables y presentar una etiqueta clara de los alimentos que preparan para ayudar al consumidor a informarse mejor y poder decidirse por la compra de alimentos saludables.

Las decisiones de la OMS tienen nuestro respaldo absoluto y esperamos que las autoridades de todos los países (192 naciones) apliquen esta directiva cuanto antes.

La OMS no ha añadido que debe tomarse potasio porque todos presentamos índices bajos. Todas estas decisiones son importantes para la salud de las futuras generaciones.

CONCLUSIONES

Como hemos venido diciendo durante todo este libro, queremos destacar un hecho inquietante:

Todos los hechos científicos relacionados en este libro fueron encontrados en libros de bioquímica, fisiología y artículos científicos recopilados por eminentes catedráticos. La bomba de NA/K fue descubierta hace más de 50 años por ilustres científicos, algunos de los cuales obtuvieron el premio Nobel por sus notables descubrimientos.

Y a pesar de todos estos descubrimientos, que han seguido siendo el jardín secreto de unos pocos círculos científicos, la profesión médica, los profesionales de la salud y la industria farmacéutica se han quedado apartados de ellos. Esto también es aplicable a la industria alimenticia que ha seguido y todavía sigue poniendo cantidades poco saludables de sal en los alimentos sin detenerse a pensar en las importantes consecuencias que esto puede tener para la salud pública.

Deseábamos revelar estos descubrimientos y darle amplia difusión para que las generaciones futuras puedan beneficiarse de lo que es mejor para su salud.

No estamos tratando de conseguir el Premio Nobel, aunque quizá nos preguntemos si el bien que le estamos haciendo a la humanidad no se lo merece.

ÍNDICE

BIBLIOGRAFÍA

1. JI Mann and AS Truswell (ed.) Essentials of Human Nutrition, Oxford University Press, Oxford, 2002, p 111.

2. Anthony D. C. Macknight and Alexander Leaf: *Regulation of cellular volume.* Physiological reviews,1977; vol 57, (3) : 510-573.

3. Greger R., Windhorst U. : *Cell volume In Comprehensive human physiology from cellular mechanisms to integration*, Springer-Verlag, Berlin, 1996, p 1360-136.

4. Naismith DJ : *The effect of low-dose potassium supplementation on blood pressure in apparently healthy volunteers.* Br J Nutr 2003 Jul;90(1):53-60.

5. Green DM : *Serum potassium level and dietary potassium intake as risk factors for stroke.* Neurology 2002 Aug 13;59:314-20.

6. Langfield MRW : *Salt and left ventricular hypertrophy: what are the links ?* J Human Hypertens 1995;9:909-916.

7. Cohn JN : *New guidelines for potassium replacement in clinical practice. A contemporary review by the National Council on Potassium in Clinical Practice.* Arch Intern Med 2000;160 : 2429-36.

8. Leier CV : *Clinical relevance and management of the major electrolyte abnormalities in congestive heart failure : hyponatremia, hypokaliema and hypomagnesia.* Am Heart J 1994;128 : 564-574.

9. Tobian L : *Athero-sclerotic cholesterol ester deposition is markedly reduced with a high-potassium diet.* Journal of Hypertension. Suppl, 1989;7(6):S244-245.

Ishimitsu T : *High potassium diets reduce macrophage adherence to the vascular wall in stroke-prone spontaneously hypertensive rats.* J Vasc Res. 195 Nov-Dec;32(6):406-12

Ma G : *Inverse relationship between potassium intake and coronary artery disease in the cholesterol-fed rabbit.* Am J Hypertens. 199 Aug;12(8Pt 1):821-5

Young DB : *Vascular protective effects os potassium.* Senim Nephrol. 199 Sept;19(5):477-86

Tobian L : *High K diets markedly reduce atherosclerotic cholesterol ester deposition in aortas of rats with hypercholesterolemia and hypertension.* Am J Hypertens. 1990 Feb;3(2):133-5

10. White RE : *Estrogen relaxes coronary arteries by opening BKCa channels through a cGMP-dependent mechanism.* Circ Res, 1995 ; 77:936-942.

11. Rusko J : 17-_-*Estradiol stimulation of endothelial K^+ channels.* Biochemical and Biophysical research communication. 1995 vol 214;n°2 :367-372.

12. Darkow DJ : *Estrogen relaxation of coronary artery smooth muscle in mediated by Nitric Oxyde and cGMP.* Am J. Physiol, 1997; 272 (Heart circ Physiol 41) H 2765-H2773.

13. Wellman GC : *Gender differences in coronary artery diameter involve Estrogen, Nitric Oxide and Ca_$^+$ dependent K^+ channels.* Circ Res, 1996;79 :1024-1030.

14. De Luise M. : *Reduced activity of red-cell sodium-potassium pump in human obesity.* The New England Journal of Medicine, 1980;303 : 1017-1022.

15. Rowe JW : *Effect of experimental potassium deficiency on glucose and insulin metabolism.* Metabolism 1980;29 : 498-502.

16. Helderman JH : *Prevention of the glucose intolerance of thiazide diuretics by maintenance of the body potassium.* Diabetes 1983;32 : 106-111.

17. Donovan DS : *Effect of sodium intake on insulin sensitivity.* Am J Physiol 1993;264: E730-E734.

18. Ogihara T : *Contribution of salt intake to insulin resistance associated with hypertension.* Life Sciences 2003;509-523.

19. Ogihara T : *High salt diet enhances insulin signalling and induces insulin resistance in Dahl salt-sensitive rats.* Hypertension 2002;40:83-89.

20. Ogihara T : *Insulin resistance with enhanced insulin signalling in high salt diet fed rats.* Diabetes 2001;50 : 573-583.

21. El-Mallakh RS : *The Na,K-ATPase hypothesis for bipolar disorder : implication for normal development.* J Child Adolescent Psychopharmacol, 1993;3 : 37-52.

22. Pontzer NJ : *Receptors, phosphoinositol hydrolisis and plasticity of nerve cells.* Prog Brain Res 1990;86 : 221-225.

23. Webb WL : *Electrolyte and fluid imbalance : neuropsychatric manifestations.* Psychosomatics, 1981;22(3):229-233.

24. Burney P : *A diet rich in sodium may potentiate asthma. Epidemiologic evidence for a new hypothesis*. Chest. 1987;91(Suppl.):143S-148S.

25. Lindahl O : *Vegan regimen with reduced medication in the treatment of bronchial asthma.* Journal of asthma, 1985;22:45-55.

26. Joosens JV : *Dietary salt, nitrate and stomach cancer mortality in 24 countries. European cancer Prevention (ECP) and the INTERSALT Cooperative Research group.* Int J Epidemiol 1996;25: 494-504.

27. Terry P : *Protective effect of fruits and vegetables on stomach cancer in a cohort of Swedish twins.* International Journal of Cancer, 1998;76:35-37.

28. Sriamporn S : *Gastric cancer : the roles of diet, alcohol drinking, smoking and Helicobacter pylori in Northeastern Thailand.* Asian Pac J cancer Prev 2002;3(4):345-352.

29. Villanueva CM : *Meta-analysis of studies on individual consumption of chlorinated drinking water and bladder cancer.* J Epidemiol Community Health 2003;57(3):166-173.

30. Ruffié Jacques : *Naissance de la médecine prédictive.* Odile Jacob, 1993.

31. Burnet RB : *Chronic fatigue syndrome: is total body potassium important ?* Med J Aust. 1996;164(6):384.

32. Fraser S : *Fatigue depresses maximal in vitro skeletal muscle* Na^{+}*-K+-ATPase activity in untrained and trained individuals.* J Appl Physiol 2002;93: 1650-1659.

33. Barzel US : *The skeleton as an ion exchange system : implications for the role of acid-base imbalance in the genesis of osteoporosis.* J Bone Miner Res 1995;10 : 1431-1436.

34. Eaton BS : *An evolutionary perspective enhances understanding of human nutritional requirements.* J Nutr 1996;126 : 1732-1740.

35. New SA : *Dietary influences on bone mass and bone metabolism : further evidence of a positive link between fruit and vegetable consumption and bone health ?* Am J Clin Nutr 2000;71 : 142-151.

36. Lin PH : *The DASH diet and sodium reduction improve markers of bone turnover and calcium metabolism in adults.* J Nutr 2003;133(10) : 3130-6.

37. Sebastian A : *Improved mineral balance and skeletal metabolism in postmenopausal women treated with potassium bicarbonate.* The New England Journal of Medicine 1994;330 : 1776-1781.

38. Devine A : *A longitudinal study of the effect of sodium and calcium intakes on regional bone density in postmenopausal women.* Am J Clin Nutr 1995;62: 740-745.

39. Matkovik V : *Urinary calcium, sodium and bone mass of young females.* Am J Clin Nutr 1995; 62:417-25.

40. Poehlman ET : *Regulation of energy expenditure in aging humans.* Geriatr Biosci 1993;41 : 552-559.

41. Harik SI : *Ouabain binding in the human brain. Effects of Alzheimer's disease and aging.* Arch Neurol 1989;46(9):951-954.

42. Yi Li : *The discovery of novel openers of* Ca^{+}*-dependent large-conductance potassium channels : pharmacophore search and physiological evaluation of flavonoids*, Bioorganic & Med Chemistry Letters, Elsevier Science Ltd, Great Britain, 1997,7(7) : 759-762.

43. Eaton SB : *Paleolithic nutrition revisited : A twelve-year retrospective on its nature and implications.* Eur J Clin Nutr 1997;51 : 207-216.

44. Elliott P : *The INTERSALT study : results for 24 hour sodium and potassium, by age and sex. INTERSALT Co-operative Research Group.* J Hum Hypertens 1989;3(5) : 323-330.

45. Jansson B : *Dietary, total body and intracellular potassium-to-sodium ratios and their influence on cancer*. cancer Detect Prev 1990;14(5) : 563-565.

46. Food and Nutrition Board, Institute of Medicine. Potassium. *Dietary Reference Intakes for Water, Potassium, Sodium, Chloride, and Sulfate.* National Academies Press, Washington DC, 2004 :173-246.

47. Hunt JF : *Endogenous airway acidification. Implications for asthma pathophysiology.* Am J Respir Crit Care Med, 2000;61 : 694-699.

48. Vats V : *Evaluation of anti-hyperglycemic and hypoglycemic effect of Trigonella foenum-graecum Linn, Ocimum sanctum Linn and Pterocarpus marsupium Linn in normal and alloxanized diabetic rats.* J of Ethno-Pharm, 2002;79:95-100.

49. Agrawal P : *Randomized placebo-controlled, single blind trial of holy basil leaves in patients with noninsulin-dependent diabetes mellitus.* Inter Journ of Clini Pharma and Therap 1996;Vol. 34, N°9 : 406-409

50. Chattopadhyay RR : *Hypoglycemic effect of Ocimum sanctum leaf extract in normal and streptozotocin diabetic rats.* Indian Jour of Exp Biology,1993;Vol.31 : 891-893

51. Rai V : *Effect of Tulsi (Ocimum sanctum) leaf powder supplementation on blood sugar levels, serum lipids and tissue lipids in diabetic rats.* Plant Foods for Human Nutrition, 1997;50 : 9-16

52. Anghsula Sarkar : *Changes in the blood lipid profile after administration of ocimum sanctum (tulsi) leaves in the normal albino rabbits*, Indian J Physiol Pharmacol 1994;38(4) : 311-312.

53. Bennani-Kabchi N : *Therapeutic effect of Olea europea var. oleaster leaves on carbohydrate and lipid metabolism in obese and prediabetic sand rats (Psammomys obesus).* Ann Pharm Fr, 2000;58(4) : 271-277.

54. Peet M : *Depletion of omega-3 fatty acid levels in red blood cell membranes of depressive patients.* Biol Psychiatry, 1998;43 : 315-319.

55. Simopoulos AP : *Omega-3 fatty acids in inflammation and autoimmune diseases.* J Am Coll Nutr 2002;21(6) : 495-505.

56. Locke CA : *Omega-3 fatty acids in major depression.* World Rev Nutr Diet. 2001;89:173-185.

57. Peet M : A *dose-ranging study of the effects of ethyl-eicosapentaenoate in patients with ongoing depression despite apparently adequate treatment with standard drugs.* Arch Gen Psychiatry. 2002, 59(10) : 913-919.

58. Albertazzi P : *The effect of dietary soy supplementation on hot flushes.* Obstet Gynecol 1998;91 : 6-11.

59. Scambia G. : *Clinical effects of a standardized soy extract in postmenopausal women : a pilot study.* Menopause 2000;7 : 105-111.

60. Yamamoto S : *Soy, isoflavones and breast cancer risk in Japan.* Journal of the National Cancer Institute 2003;95(12) : 906-913.

61. Atkinson C : *The effects of phytoestrogen isoflavones on bone density in women : a double-blind, randomised, placebo-controlled trial.* Am J Clin Nutr, 2004;79(2) : 326-333.

Books

Lehninger : *Principles of Biochemistry.* 3rd ed, Worth Publishers, N Y , 2000.

Andreoli T : *Physiology of membrane disorders.* 2nd ed, Plenum Medical Book Cie, N Y, 1986.

Devlin T : *Textbook of biochemistry.* 5th ed, Wiley & Sons, Inc, NY, 2002.

Alberts B : *Essential Cell Biology,* Garland Publishing Inc, New York & London, 1998.

Loddish Berk : *Molecular Cell Biology.* 5th ed, Freeman, England, 1986.

Boyton H, McCarty MF, Moore RD : *The salt solution.* Avery Publishing Group, New York, 2001.

Reaven G : Syndrome X : *overcoming the silent killer that can give you a heart attack.* Simon & Schuster, New York, 2000.

MacGregor GA, Wardener HE : *Salt, Diet and Health,* Cambridge University Press, Cambridge, 1998.